LA
GUÍA DE
Buena Salud™
PARA UN
CORAZÓN SANO

Libros de Newmarket por Jane L. Delgado, Ph.D., M.S.

La guía de buena salud™ para un corazón sano
(The Buena Salud™ Guide for a Healthy Heart)

La guía de buena salud™ sobre la diabetes y tu vida
(The Buena Salud™ Guide to Diabetes and Your Life)

La guía de salud: Consejos y respuestas para la mujer latina
(The Latina Guide to Health: Consejos and Caring Answers)

Todos disponibles en inglés y español

LA GUÍA DE
Buena Salud™
PARA UN
CORAZÓN
SANO

Jane L. Delgado, Ph.D., M.S.

Prólogo por John C. Lewin, M.D.
Director Ejecutivo
Colegio de Cardiología de Estados Unidos

NEWMARKET PRESS

Primera edición

ISBN: 978-1-55704-943-8 (English-language paperback)
1 2 3 4 5 6 7 8 9 10

ISBN: 978-1-55704-944-5 (Spanish-language paperback)
1 2 3 4 5 6 7 8 9 10

Library of Congress Cataloging-in-Publication Data

Delgado, Jane L.
  La guia de Buena Salud™ para un corazon sano / Jane L. Delgado; foreword by John C. Lewin -- 1st ed.
    p. cm.
  Includes index.
  Published simultaneously in English under the title: The buena salud™ guide for a healthy heart.
  ISBN 978-1-55704-943-8
  1. Heart--Diseases--Popular works. 2. Hispanic Americans--Health and hygiene--Popular works. I. Title.
  RC672.D45 2011
  616.1'208968'073--dc22
                              2010041609

COMPRAS AL POR MAYOR
Ciertas empresas, grupos profesionales, clubes y otras organizaciones pueden recibir consideraciones especiales si desean adquirir este libro en cantidad. Para mayor información comuníquese por correo electrónico con sales@newmarketpress.com o escriba a Special Sales Department, Newmarket Press, 18 East 48th Street, New York, NY 10017; o llame al (212) 832-3575 ext. 19 ó 1-800-669-3903; FAX (212) 832-3629.

Web site: www.newmarketpress.com

Este libro está concebido para proporcionar información exacta y de fuentes fidedignas con respecto a los temas tratados. No tiene como propósito sustituir los consejos médicos de un doctor capacitado. El lector debe consultar con su médico, proveedor de servicios de salud u otro profesional competente antes de seguir cualquiera de las sugerencias de este libro o sacar conclusiones de él.

La autora y la casa editorial específicamente rechazan toda responsabilidad por cualquier perjuicio, pérdida o riesgo, ya sea personal o de otro tipo, que se incurra a consecuencia directa o indirecta del uso y la aplicación de cualquier aspecto del contenido de este libro.

⌒ Índice

SEGUNDA PARTE. SÓLO LOS HECHOS *(continúa)*

Pruebas de diagnóstico y procedimientos

La serie de Buena Salud™

La misión de la National Alliance for Hispanic Health (Alianza Nacional para la Salud de los Hispanos o la Alianza) es mejorar la salud en las comunidades hispanas y trabajar con otros para resguardar la salud de todos. Éste ha sido un gran desafío, porque aunque una de cada seis personas en Estados Unidos es hispana, con demasiada frecuencia las investigaciones, análisis y recomendaciones no están relacionados con la vida de los hispanos. Apenas comenzó a surgir información sobre la salud hispana, quedó claro que, a fin de lograr mejores resultados médicos para todos, necesitamos una estrategia diferente para el cuidado de la salud en nuestras comunidades. Además de proporcionar la mejor información sobre la salud, debemos crear una nueva manera de pensar sobre la salud que combine los aspectos positivos de la comunidad hispana con los más recientes avances médicos y tecnológicos.

La serie Buena Salud™ tiene como propósito lograr ese objetivo. Cada libro identifica datos clave que definen una inquietud sobre la salud, los cambios que cada uno de nosotros debemos hacer por nuestro propio bien y el de nuestra familia, la información más actualizada para llevar una vida más sana y las herramientas que necesitamos para hacerlo posible.

El desafío es elegir entre la avalancha diaria de información relacionada con la salud y reconocer que solos no podemos hacer muchos de los cambios necesarios para mejorar nuestra salud. Nuestro concepto de familia y responsabilidad familiar es uno de los aspectos más positivos de nuestra comunidad, y es clave para mejorar el sistema de salud. Sin embargo, para hacerlo, todos debemos trabajar juntos. Debemos ayudarnos unos a los otros para volvernos lo más sanos posible, ya sea se trate de un tío, hermano o comadre. Esta serie es para ti porque hay tanto que puedes hacer para mejorar tu propia salud y la salud de otros.

Nos encontramos en un momento decisivo en que podemos mejorar nuestra vida. La promesa de las ciencias está ante nosotros, y debemos usar cada fragmento de información para cuidar de nuestro cuerpo, mente y espíritu. Por medio de la serie Buena Salud™, queremos ser tu compañero para lograrlo.

∿Prólogo

Quienes no tienen el placer de conocer personalmente a la Dra. Jane Delgado, ejecutiva principal de la National Alliance for Hispanic Health, aún no han vivido plenamente. Entre los líderes de asociaciones en Washington, D.C., es de los pocos con compasión, sentido común y una asombrosa capacidad de unir a gente y grupos diversos para resolver problemas. También es autora y educadora consumada. Al escribir este nuevo y oportuno libro, *La guía de buena salud™ para un corazón sano*, la Dra. Delgado comparte sus opiniones personales y refrescantemente claras sobre la salud cardiovascular y la atención médica, y prueba por qué debes prestarle atención a lo que ha aprendido al respecto.

Su "Programa de 10 puntos para la salud" combina el sentido común con lo que quizá alguna vez te haya enseñado tu abuela. La mayoría de nosotros aparentemente se ha olvidado de poner en práctica estos sensatos consejos en nuestra propia vida.

La Dra. Delgado aprovecha lo mejor de las ciencias clínicas sobre las enfermedades cardiovasculares y salud para lograr todo tu potencial de bienestar. Destaca lo que sabemos sobre actuales opciones de tratamiento médico y consejos y estrategias para la prevención, además de ofrecernos recursos importantes para ayudarnos a tomar el control de nuestra propia salud o ayudar a nuestros seres queridos a hacerlo.

La autora también explica, en términos comprensibles para todos, muchos de los complicados diagnósticos de la medicina cardiovascular y las técnicas y pruebas utilizadas para detectar y tratar las enfermedades del corazón. La terminología y tecnología médica pueden confundir o abrumar a las personas sin estudios médicos que padecen o corren el peligro de tener enfermedades del corazón. La Dra. Delgado hace que todo esto sea más fácil de comprender y considerar.

Todos necesitamos este tipo de información. Pero, como muchos médicos sabemos, en la mayoría de los casos la persona encargada de la salud en la familia es, según datos estadísticos, una mujer: la esposa, madre o hermana. Las mujeres tienden a hacerse cargo de familiares inmediatos y no tan inmediatos más que el "sexo menos enterado", y tienden a asumir responsabilidad personal por su salud, ya sea haciendo ejercicio, comiendo bien, durmiendo lo suficiente o valorando su vida espiritual.

La Dra. Delgado comprende la importancia de la familia y la comunidad en promover conductas más sanas y sugiere formas de hacerlo de manera práctica y realista para todo tipo de familia. En todas partes, los encargados de la salud familiar, sean hispanos o no, encontrarán que esta información —y el estilo de comunicación fácil de entender de la Dra. Delgado— son invalorables para ayudarlos a asumir control de su propia salud cardiovascular y la de sus seres queridos.

Estos acertados consejos también son particularmente pertinentes para hombres y mujeres. Hay diferencias significativas entre los sexos, como también diferencias entre los miembros de los diversos grupos étnicos y culturales, respecto a las enfermedades y riesgos cardiovasculares, sintomatología y estrategias para la mejor atención. Las enfermedades del corazón son la principal causa de morbilidad (enfermedades) y mortandad en todo el mundo, incluso en China, India, Sudamérica y Centroamérica. Y desde mediados de los años ochenta, más mujeres que hombres han muerto debido a enfermedades cardiovasculares, un dato que demasiados pacientes y médicos parecen no tomar en cuenta.

¡La Dra. Delgado sí lo comprende! Reconoce la necesidad de

enfocar la atención de salud según diferencias y preferencias individuales, étnicas, culturales y religiosas si hemos de ser eficaces. La personalización de la atención requiere que sepamos lo más posible acerca de los datos científicos y opciones clínicas. Por eso debes leer este libro y compartirlo con familiares y amigos. Todos necesitamos comprender mejor las maneras de asumir mayor responsabilidad por nuestra propia salud y la de nuestra familia. Debemos poder identificar los riesgos cardiovasculares y evitar problemas mayores en el futuro.

Recomiendo incondicionalmente *La guía de buena salud*™ *para un corazón sano*. Léela. Recomiéndala. Pero lo más importante: úsala para tener un verdadero impacto en mejorar tu propia salud cardíaca y contribuir a una revolución necesaria en la prevención, el mejor control de enfermedades crónicas y la responsabilidad personal por la salud.

—JOHN C. (JACK) LEWIN, MD
DIRECTOR EJECUTIVO
COLEGIO DE CARDIOLOGÍA DE ESTADOS UNIDOS
(AMERICAN COLLEGE OF CARDIOLOGY)
WASHINGTON, D.C.

Introducción

T uvieron que pasar diecisiete años desde que mi mamá murió de una enfermedad del corazón para que yo pudiera escribir extensamente sobre este tema. Toda mi investigación ha documentado que los muchos logros que se han alcanzado en este breve periodo no son sólo asombrosos, sino que podrían haberle salvado la vida a mi madre. Hoy en día, tanto hombres como mujeres tienen mayores probabilidades de sobrevivir un puente aortocoronario o *bypass* que en el pasado. Es más, menos de nosotros necesitamos un *bypass*, ya que hay disponibles varios medicamentos y procedimientos mínimamente invasivos para resolver y controlar los problemas del corazón y enfermedades relacionadas que hacen que las operaciones de *bypass* sean menos necesarias.

Con demasiada frecuencia usamos la frase *enfermedades del corazón* para abarcar tanto los problemas de funcionamiento del corazón como los problemas con los vasos sanguíneos. El término *enfermedades del corazón* es la forma más común de referirse a las enfermedades cardiovasculares. Al presentar información en este libro de una manera que incluye las experiencias de gente real, espero que puedas dar los pasos necesarios para tener y mantener el corazón más sano posible.

Quiero que tú y todas las personas a tu cargo tengan los datos más actualizados, desde explicaciones de las enfermedades más comunes, herramientas y procedimientos de diagnóstico a herramientas para ayudarte a vigilar tu propia salud y recursos en los que puedas confiar.

Lo básico que se debe reconocer sobre las enfermedades del corazón y las relacionadas es que el corazón no sólo bombea sangre. Si piensas que el corazón es sólo un mecanismo de bombeo, no llegas a comprender que el corazón es parte del sistema circulatorio, el sistema eléctrico y un sistema que está conectado con tus pensamientos y sentimientos. Estos datos te ayudarán a comprender los pasos que puedes dar para hacer que funcione bien y te brinde la vigorosa salud que deseas.

Primera parte

MÁS QUE EL CORAZÓN

¿Qué sabemos realmente acerca del corazón y los hispanos?

Sé exactamente cuándo mi madre se empezó a enfermar del corazón. Fue cuando se enteró de que su hermana había muerto. Mi madre había sobrevivido todo tipo de dificultades, con la esperanza y el sueño de que, cuando fuera mayor, ella y su hermana finalmente podrían vivir juntas y disfrutar la vida. Ésos eran los planes que tenían mamá y mi tía. Y cuando la vida se ponía dura, lo que le daba fuerzas a mi madre para seguir adelante era la imagen de esa vida que las dos tendrían juntas los últimos años de su existencia.

Yo estaba trabajando cuando mi madre recibió la noticia de que su hermana había fallecido. Cuando llegué a casa esa noche, mamá me contó lo sucedido. No lloró; no era su estilo. Todo lo que vi en sus ojos y su rostro fue que tenía el alma destrozada.

Mi madre siempre había sido una mujer dinámica y llena de energía, pero por alguna razón, con la noticia de la muerte de mi tía, todo cambió. Su sonrisa pasó a ser un movimiento que hacía con los labios; sus ojos perdieron su destello y alegría.

Pocos meses más tarde tuvo el primero de una serie de

ataques al corazón y tuvo que comenzar a ir al cardiólogo. A muchos de sus amigos les sorprendió que estuviera mal del corazón; al fin y al cabo, no tenía sobrepeso, hacía ejercicio casi todos los días de su vida y caminaba con frecuencia. Sólo yo veía la profunda tristeza que la embargaba. Y como podía darme cuenta del drástico efecto de esa tristeza en su alma, fui testigo de lo que sucedió. Vi que la desesperanza torna inconsolable la tristeza y que ésta puede desgarrar el corazón.

Las enfermedades del corazón son la principal causa de muerte entre todos nosotros: hispanos o no hispanos, latinos y latinas. Es tan común tener una enfermedad relacionada al corazón que la mayoría de nosotros conoce a alguien que está tomando medicamentos para evitar tener un problema del corazón o está haciendo algo para mejorar su salud cardíaca. Y aunque sepas algo sobre el corazón y cómo funciona, es necesario analizar los hechos usando un lente distinto cuando se trata de los hispanos.

Durante muchos años, cuando los investigadores realizaban estudios del corazón, gran parte de la información provenía de estudios en hombres blancos no hispanos. Se creía que todas las personas eran iguales. Finalmente, se recopiló información sobre afroamericanos y mujeres. A medida que se descifraban estos datos, quedó claro que había diferencias entre los grupos. De todos modos, la tendencia fue aplicar los conocimientos sobre los afroamericanos para explicar la salud de los hispanos. En esa época, los investigadores creían que todos los miembros de grupos minoritarios tenían los mismos problemas de salud.

En 1990 el gobierno comenzó a recopilar datos sobre la causa de muerte de los hispanos. Los resultados iniciales fueron confusos.

Parecía ser que aunque las enfermedades del corazón son la principal causa de muerte entre hombres y mujeres hispanos, se presentan de formas distintas que entre otros grupos raciales y étnicos. Estaba quedando cada vez más claro que los factores de riesgo para enfermedades del corazón que eran tan prevalentes en la comunidad hispana no se traducían en un aumento correspondiente de enfermedades del corazón.

Específicamente, cuando se comparaba a blancos no hispanos, los hispanos tenían mayores probabilidades de tener sobrepeso y de tener diabetes de tipo 2. Éste era el caso tanto en hombres como mujeres hispanos. La diferencia era que, a pesar de que los hispanos tenían estos importantes factores de riesgo, al parecer no presentaban la tasa más alta de enfermedades del corazón que pronosticaban los modelos existentes.

Al comienzo, se descartó esta inusual información o se explicó como resultado de mala recopilación de datos. Con el transcurso de los años, la uniformidad con la que aparecían datos similares en diversos estados e independientemente del país específico de origen hizo que muchos investigadores sintieran curiosidad sobre lo que estaba sucediendo.

Estas diferencias se descubrieron aproximadamente al mismo tiempo que lográbamos un mejor entendimiento del genoma humano. Era necesario realizar investigaciones para comprender por qué los hispanos presentaban enfermedades del corazón en patrones que no correspondían a los modelos reconocidos.

Pronto quedó claro que lo que estaba sucediendo, fuera lo que fuera, no se debía a una diferencia genética, porque la ventaja en la salud disminuía con el tiempo. La diferencia se debía a la vida que llevamos. Irónicamente, quienes tenemos más tiempo en Estados Unidos, al parecer, perdemos los beneficios de salud de los que gozaban nuestros padres. Mientras más nos adaptamos y adoptamos el estilo de vida de Estados Unidos, peor salud tenemos. Esta conclusión es la misma en muchos grupos de inmigrantes.

No es de sorprender que los primeros grupos de inmigrantes tengan mejores resultados de salud que quienes llevamos varias generaciones aquí. Somos humanos, y cuando los seres humanos tienen más opciones, no necesariamente escogemos las mejores. Consecuentemente, los datos indican que con el tiempo, los inmigrantes empiezan a fumar, conducir en vez de caminar, tomar más bebidas alcohólicas, comer alimentos de preparación rápida y volverse más fervientemente individualistas en vez de seguir orientados a la familia o comunidad.

Estos factores y el entendimiento sobre cómo funcionan son de tal importancia que el Instituto Nacional del Corazón, Pulmón y Sangre (National Heart, Lung, and Blood Institute o NHLBI, por sus siglas en inglés), división de los Institutos Nacionales de Salud (National Institutes of Health o NIH, por sus siglas en inglés), está emprendiendo un gran estudio de 16.000 hispanos en todo el país (en San Diego, Chicago, Nueva York y Miami) para averiguar cuáles son los factores que causan las enfermedades del corazón que afectan a los hispanos. Las conclusiones de estos estudios no estarán disponibles, en la mayoría de los casos, por varios años. Por eso, no es de sorprender que nuestros conocimientos sobre el corazón y enfermedades relacionadas al corazón entre los hispanos con frecuencia no sean tan exactos como deberían ser.

Funcionamiento del corazón

El corazón de un adulto sano es un órgano musculoso, aproximadamente del tamaño del puño de la persona y está ubicado en medio del pecho. El interior del corazón tiene cuatro partes, llamadas cavidades (las dos superiores se llaman aurículas o atrios; las dos inferiores se llaman ventrículos), una pared que separa el lado izquierdo del derecho del corazón (el septo) y cuatro válvulas (la válvula aórtica, la válvula tricúspide, la válvula pulmonar y la válvula bicúspide o mitral). El exterior del corazón está conectado a varias arterias importantes (arterias coronarias) y venas (la vena cava superior e inferior).

El corazón late aproximadamente 100.000 veces al día. Con cada latido del corazón, se bombea sangre a todas las células del cuerpo y se elimina el material de desecho que producen nuestras células y tejidos. La sangre se traslada en un sentido por las arterias, venas, vasos capilares y vasos sanguíneos, y luego regresa a los pulmones. Estos tipos diferentes de vasos sanguíneos (arterias, venas, vasos capilares y pulmonares) constituyen el sistema circulatorio. Ahora bien, respira hondo y trata de comprender lo complejo que es todo esto.

Piensa en lo que sucede cada vez que te late el corazón. Las señales eléctricas y válvulas del corazón trabajan al unísono para bombear sangre rica en oxígeno a las arterias. Las arterias sanas son flexibles y musculosas, y permiten los cambios necesarios para transportar la sangre a todas las partes del cuerpo por medio de una red de vasos sanguíneos de diferentes tamaños. Las arterias tienen ramificaciones que son vasos sanguíneos más pequeños, llamados arteriolas, que se conectan con capilares incluso más pequeños, los cuales llevan sangre rica en oxígeno a los órganos y tejidos. Los vasos capilares, que tienen una doble función, luego se conectan a las venas. Las venas entonces transportan la sangre sin oxígeno de regreso a los pulmones para que se vuelva a llenar de oxígeno fresco. El corazón vuelve a latir y el ciclo se repite. Según las necesidades del cuerpo y cuánto esfuerzo estás haciendo, los latidos del corazón pueden ser más rápidos o más lentos.

Todo esto sucede en cuestión de segundos y es posible porque el corazón es parte de muchos sistemas: el circulatorio, eléctrico e incluso un sistema regido por tus pensamientos y sentimientos.

SISTEMA CIRCULATORIO

ESTE SISTEMA ESTÁ COMPUESTO POR EL CORAZÓN Y CUATRO SISTEMAS DISTINTOS que trasladan la sangre en diferentes direcciones del cuerpo.

El *sistema circulatorio arterial* está compuesto de arterias. Las arterias ayudan a trasladar la sangre del corazón al resto del cuerpo y son fuertes y elásticas. Las arterias sanas son muy importantes para tener una presión arterial normal.

El *sistema circulatorio venoso* está compuesto de vasos sanguíneos que llevan la sangre al corazón. Las paredes de las venas son más delgadas que las paredes de las arterias y tienen la capacidad de ensancharse para transportar más sangre.

El *sistema circulatorio capilar* está compuesto por vasos sanguíneos muy pequeños llamados capilares. Los vasos capilares son los vasos sanguíneos más delgados, y su función es conectar tanto las arterias como las venas. Sus delgadas paredes les permiten transportar nutrientes y oxígeno, y eliminar el anhídrido carbónico que los órganos y tejidos del cuerpo producen como residuo.

En el *sistema circulatorio pulmonar*, el corazón y los pulmones funcionan juntos. Las arterias, venas y vasos capilares hacen posible que se transporte sangre sin oxígeno del corazón a los pulmones y sangre con oxígeno de los pulmones al corazón.

SISTEMA ELÉCTRICO

CADA LATIDO COMIENZA EN LA CAVIDAD SUPERIOR DERECHA, DONDE CÉLU-las especiales emiten una señal eléctrica. La señal eléctrica es lo que hace que el corazón se contraiga y bombee sangre a medida que se traslada de la parte superior del corazón a la inferior. En un corazón sano, la señal recorre un camino fijo. Hace que las cavidades superiores se contraigan y bombeen sangre a ambas cavidades inferiores, y luego se detiene por un instante para permitir que las cavidades inferiores del corazón se llenen de sangre. Luego la corriente eléctrica continúa su recorrido para bombear sangre por ambos lados de las cavidades inferiores. La señal eléctrica de contracción se envía a ambas cavidades inferiores. La cavidad inferior izquierda (el ventrículo), que impulsa la sangre por todo el cuerpo, se contrae un instante antes que la cavidad inferior derecha, que impulsa sangre a los pulmones. Una vez que la señal ha concluido su recorrido por el corazón, las paredes de la cavidad inferior del corazón se relajan y se preparan para la próxima señal. Esta señal eléctrica se produce de sesenta a cien veces por minuto durante toda tu vida adulta.

PENSAMIENTOS Y SENTIMIENTOS

LOS PENSAMIENTOS Y SENTIMIENTOS DEFINITIVAMENTE TIENEN UN IMPACTO en el corazón. Pero sabemos muy poco sobre cómo funciona esa conexión, en lo que se refiere al corazón. Los datos claramente establecen una relación entre la depresión y las enfermedades del corazón. Esto es importante para los hispanos, ya que somos más propensos a padecer de depresión y no recibir tratamiento, que las personas de raza blanca no hispanas.

Los investigadores no están seguros qué viene primero, la depresión o los problemas del corazón. Lo que sí sabemos es que las personas con depresión son más propensas a tener problemas del corazón que las que no padecen de depresión. En el caso de las mujeres, la relación entre la depresión y los problemas del corazón parece ser inmediata. En los hombres es más difícil de determinar porque con demasiada frecuencia las normas de la sociedad alientan a los hombres a hacer caso omiso de lo que sienten y simplemente hacer lo que se tiene que hacer.

Nuestros sentimientos son reales, y aunque no lo reconozcamos, tienen una influencia importante en nuestra salud física. Además, las personas y experiencias que definen nuestra vida cotidiana tienen un impacto en el corazón. Según parece, hacer caso omiso de los sentimientos hace que los hombres tengan un mayor peligro de problemas del corazón que las mujeres. Los hombres con sentimientos de hostilidad e ira internalizada tienen mayores probabilidades de tener problemas del corazón. Aunque los científicos siguen buscando respuestas al carácter de esta conexión, el hecho es que definitivamente existe.

Igualmente cierto es el impacto negativo que el estrés tiene en el corazón. Por eso sabemos que, entre las mujeres, el estrés resulta en una mayor producción de la hormona cortisol por las glándulas suprarrenales. El cortisol provoca que las mujeres acumulen más grasa en el abdomen, y ésta aumenta el riesgo de enfermedades del corazón en las personas. Aún se desconoce el motivo por el cual esta respuesta no se produce en los hombres. Es posible que esté relacionado con la manera en que las mujeres manejan el estrés en comparación con los hombres.

Todos tenemos y sentimos estrés, pero la manera en que respondemos a él varía según la persona y situación. No hay sino que examinar nuestra relación con los demás para saber que los hombres y las mujeres manejan el estrés de manera diferente. En términos generales, los estudios han documentado que cuando los hombres sienten estrés, su reacción es una variante entre luchar o escapar. Si la respuesta es luchar, la persona se prepara para el combate, se pone agresiva y enfrenta la situación. Si la respuesta es escapar, la persona trata de distanciarse o evadir la situación. Esto incluye alejarse de la gente, consumir bebidas alcohólicas u otras sustancias en exceso o incluso ver demasiada televisión.

Por demasiado tiempo hemos usado esta teoría para explicar la manera en que cada uno enfrenta el estrés. Pasábamos por alto que las personas a veces responden a situaciones estresantes uniéndose a otros para proporcionarse protección mutua. Recientemente, a raíz de investigaciones sobre las formas en que las mujeres manejan el estrés, ha surgido otra serie de respuestas. Aparentemente, en situaciones estresantes, las mujeres inician una respuesta de "cuidar" (velar por los niños y otras personas) y "hacer amistades" (hablarles a otros).

Aunque es útil este concepto de que los hombres y las mujeres manejan el estrés de manera diferente, no capta la vitalidad que hace que cada uno de nosotros responda de manera diferente y hasta característica. En cierto grado, todas nuestras respuestas al estrés combinan alguna modalidad de luchar, escapar, cuidar y hacer amistades, según la situación. Si nos está persiguiendo alguien con un arma, todos respondemos escapando. Esta respuesta no es tan clara cuando el estrés lo crea no saber qué hacer con un ser querido que nos hace la vida cada vez más difícil. La principal inquietud es la siguiente: según el nivel de estrés emocional y personal que sientes, ese estrés tendrá un impacto diferente en el corazón. Y demasiado estrés no es bueno para este importante órgano.

Comprender el funcionamiento del corazón deja en claro que no existe una sola manera de asegurar la salud del corazón. No sólo es necesario considerar muchos factores, sino que también hay aspectos que simplemente están fuera de nuestro control. Es más, hay una gran diferencia entre lo que podemos y debemos hacer. El desafío es tomar el mayor número posible de decisiones positivas por tu propio bien y el de tu familia sin crear más estrés en tu vida.

Cambios de vida a considerar: qué hacer y qué evitar

En muy pocos casos las enfermedades del corazón surgen repentinamente. En la mayoría de los casos, se trata de un proceso que evoluciona con el tiempo. Para tener un corazón sano es necesario hacer cambios en nuestro estilo de vida. Esto es difícil incluso cuando estos cambios son por nuestro propio bien. No es que queramos tomar decisiones que no son buenas para nosotros, sino que toma cierto esfuerzo hacer lo que es bueno para uno. Nadie se esfuerza por tener mala salud; simplemente, de una manera u otra, llegamos a ese punto con el tiempo. No es que nos despertemos un día y decimos: "Mira lo que sucedió de la noche a la mañana". Son nuestras decisiones y hábitos diarios los que debemos reconsiderar.

Es necesario un esfuerzo sostenido para hacer lo que es bueno para nosotros porque la vida contemporánea facilita que tomemos malas decisiones. Me asombra que los profesionales de salud crean que simplemente darle información a alguien es suficiente para hacerlo cambiar de conducta. Todos deberíamos saber que no es así. Nos pueden preguntar a cualquiera de nosotros los pasos necesarios para tener un corazón sano, y responderemos correctamente. Pero los conocimientos y la información no son suficientes.

Lo que quiero que hagas es que tomes lo que ya sabes, añadas los nuevos conocimientos científicos que comparto contigo y trates de volver a pensar qué puedes hacer. Examina las preguntas a continuación y contesta cada una de ellas.

1. ¿Evitas el humo y el aire tóxico? ☐ sí ☐ no
2. Además de tu rutina regular, ¿tratas de mantenerte en movimiento? ☐ sí ☐ no
3. ¿Comes pensando en la salud del corazón? ☐ sí ☐ no
4. ¿Duermes lo suficiente? ☐ sí ☐ no
5. ¿Cultivas relaciones sanas? ☐ sí ☐ no
6. ¿Tienes un proveedor regular de atención médica? ☐ sí ☐ no
7. ¿Llevas un diario sobre tu salud? ☐ sí ☐ no
8. ¿Valoras tu vida espiritual? ☐ sí ☐ no
9. ¿Tomas tus medicamentos según las indicaciones? ☐ sí ☐ no
10. ¿Sabes prestarle atención a lo que te dice tu cuerpo? ☐ sí ☐ no

Ahora mira tus respuestas. Por cada pregunta a la que contestaste "no", lee las acciones que se mencionan a continuación, escoge tres en las que te esforzarás por cambiar y dar los pasos necesarios que te llevarán a un corazón más sano. Luego lee las secciones en las que respondiste "sí" y usa la información a fin de reafirmar las acciones positivas para el corazón que ya estás poniendo en práctica.

1

EVITA EL HUMO Y EL AIRE TÓXICO

CADA VEZ QUE INHALAS, LOS PULMONES Y EL CORAZÓN TRABAJAN JUNTOS para llenar las células sin oxígeno con el aire que acabas de respirar. Las células llenas de oxígeno luego recorren el cuerpo y llegan a todos los tejidos y órganos. Si el aire que respiras es tóxico, entonces de eso se llenan las células del cuerpo.

El tabaco es tóxico y contamina el aire. Tras varias décadas de investigación está claro que fumar es malo para las personas que fuman, para quienes están cerca de ellos cuando fuman (humo de segunda mano) e incluso para quienes apenas inhalan el olor del tabaco que queda en la ropa y cabello del fumador (humo de tercera mano). Cada vez es más fácil evitar el humo, ya que más y más lugares están prohibiendo fumar.

En días en que la calidad del aire es mala, si sales y respiras el aire, tienes mayores posibilidades de terminar en la sala de urgencias con un problema del corazón. La Agencia de Protección Ambiental (Environmental Protection Agency o EPA, por sus siglas en inglés) del gobierno federal está comenzando a hacer más estrictas muchas de las restricciones sobre el nivel de contaminantes en el aire. Ya sabemos que hay demasiados contaminantes y sustancias tóxicas, y que la EPA controla muy pocos de ellos. Algunas toxinas en el aire incluyen el benceno (que se encuentra en la gasolina), dioxina, asbesto, tolueno y metales, como el cadmio, mercurio, cromo y compuestos de plomo.

Ten en mente que a veces las partículas más peligrosas que respiramos en el aire son las que no podemos ver. Según la EPA, el aire contiene "partículas gruesas irrespirables" (PM_{10} ó entre 2.5 y 10 micrómetros de diámetro) como también "partículas finas" ($PM_{2.5}$ ó menos de 2.5 micrómetros de diámetro). Se requieren veintiocho partículas finas para alcanzar el grosor de un cabello. Las partículas finas son más peligrosas para nuestra salud porque se depositan en puntos más profundos de los pulmones.

Si bien el aire exterior es un problema, el aire interior también puede serlo. Muchos productos emiten gases que se llaman compuestos orgánicos volátiles (VOC, por sus siglas en inglés), algunos de los cuales pueden tener efectos adversos en la salud a corto o largo plazo. Entre los productos para el hogar que generalmente emiten compuestos orgánicos volátiles se encuentran las pinturas, los decapantes y diluyentes de pinturas y otros tipos de solventes; los productos para la conservación de la madera; los rociadores de aerosol; los productos de limpieza y desinfectantes; los productos contra las polillas; las fragancias para perfumar el ambiente; los combustibles y productos para autos que tengas almacenados; materiales para trabajos manuales como la goma; y la ropa tratada con percloretileno en la tintorería. El olor a pintura fresca o de alfombras nuevas no es bueno para la salud. Y algunas sustancias interiores peligrosas, como el radón, no tienen olor alguno; no es posible detectarlas sin equipo especial.

2 MANTENTE EN MOVIMIENTO

Desde que me casé con Juan, todos los días hace lo mismo. Se despierta todas las mañanas y monta en su bicicleta estacionaria por una hora. No entiendo por qué no se nota, pues no se ve como alguien que hace ejercicio. —Rebeca

Me paso el día trabajando sin parar. Cuando llego a la casa simplemente me quiero relajar y no hacer nada. Estoy demasiado cansada para hacer ejercicio. Simplemente preparar la cena es un esfuerzo para mí. Al final del día, no tengo energía... no me queda ni un poquito. —Jeannie

PARA MUCHOS DE NOSOTROS LA RUTINA COTIDIANA ES FÍSICAMENTE AGO-tadora y nos deja demasiado cansados como para pensar en más. Los estudios confirman que la mayoría de nosotros tenemos que aumentar nuestra actividad física de maneras beneficiosas para el corazón. Algunas personas tienen el deseo de bailar o correr una maratón y logran hacerlo. La mayoría de nosotros debe encontrar actividades que puede hacer de manera constante por el resto de la vida.

La palabra clave es actividades, en plural. Si hacemos la misma actividad al mismo tiempo todos los días, ya que el cuerpo se adapta tan fabulosamente a todo, se acostumbra a lo que estamos haciendo y aparentemente no nos beneficiamos tanto de esa actividad. El desafío es encontrar una variedad de actividades que funcione para nosotros.

Hacer esto es realmente difícil porque nos exige energía cuando en realidad lo que queremos hacer es descansar. Pero para tener un corazón sano, es necesario ponerse en movimiento y hacer algo.

El mejor tipo de actividad física es lo que hacemos con frecuencia. Aunque el corazón requiere que aumentes la masa muscular por medio de actividades aeróbicas, para mantener la salud en general, también debes hacer ejercicio para fortalecer los músculos y huesos, y para estirarte a fin de mantener la flexibilidad.

Cuando realizas actividades aeróbicas, el corazón late más y respiras más profundo de lo normal. Mientras más actividades de éstas hagas, más se te fortalecerán el corazón y los pulmones. Fortalecer los músculos es cuestión de hacer que todos los músculos (de las piernas, caderas, pecho, espalda, abdomen, hombros y brazos) se vuelvan más fuertes al levantar pesas, cavar hoyos en el jardín, usar bandas de resistencia o hacer abdominales. Ya que los huesos están vivos, también es necesario fortalecerlos. Los ejercicios para el fortalecimiento de los huesos son todos los que hacen que los pies, piernas o brazos soporten todo el peso del cuerpo. Estas actividades hacen que los músculos ejerzan presión contra los huesos; por ejemplo, bailar, caminar, saltar soga o levantar pesas. Estirarse es clave para la flexibilidad y la capacidad de mover los músculos sin lesionarte. Haz una combinación de ellos en la medida que puedas. Es bueno anotar lo que haces para que puedas ver si has progresado o no.

El objetivo es simple. Debes mantener todo el cuerpo en movimiento lo más posible. La moderación es clave para continuar haciendo cualquier cosa que hagas. Aunque los deportes extremos tienen una función, tales actividades no son parte de una estrategia de salud a largo plazo que podrás mantener el resto de tu vida.

Pero, ¿qué tan intenso debe ser el ejercicio? Todo depende de ti, de tu nivel de salud coronaria y condición física en general. Por ejemplo, si estás caminando, debes poder hablar y caminar a la vez. Si estás agitado y no puedes hablar, entonces estás caminando demasiado rápido o en un tramo demasiado difícil.

Haz todo lo que puedas siempre que puedas. Incluso hacer diez minutos de ejercicio tres veces al día es mejor que no hacer nada. Una vida físicamente activa conlleva muchos beneficios. Simplemente es cuestión de seguir haciendo lo que estés haciendo.

Puntos importantes sobre las recomendaciones para la actividad física
En 2008 el Departamento de Salud y Servicios Humanos de Estados Unidos (U.S. Department of Health and Human Services) dio a conocer nuevas pautas para la actividad física. Consulta con tu proveedor de salud acerca de las actividades que son seguras para ti. Si no llevas una vida activa, debes aumentar gradualmente el nivel de actividad, y no comenzar con una actividad vigorosa. Incluso si hiciste algún deporte de más joven, si no has estado activo por un tiempo, es necesario que comiences a hacerlo paulatinamente. Las pautas para adultos aconsejan que:

- Un poco de ejercicio es mejor que nada. Si recién comienzas un régimen, debes aumentar gradualmente tu nivel de actividad. Apenas sesenta minutos por semana de actividad aeróbica de moderada intensidad ya presenta beneficios.

- Para un impacto mayor en la salud, haz por lo menos ciento cincuenta minutos de actividad aeróbica de moderada intensidad o setenta y cinco minutos de actividad aeróbica vigorosa todas las semanas. Mientras más hagas, mayores los beneficios para tu corazón.

- Haz actividades aeróbicas por lo menos diez minutos a la vez, varias veces por semana.

- Debes incluir actividades de moderada o alta intensidad para fortalecer los músculos dos o más días a la semana.

- Haz toda la actividad física que tu capacidad y estado físico te permitan, porque cualquier nivel de actividad física producirá beneficios de salud.

3 COME Y BEBE PENSANDO EN LA SALUD DEL CORAZÓN

PARA COMENZAR, DEBES ELIMINAR LA PALABRA DIETA DE TU VOCABULARIO. En cambio, debes alimentarte conforme a la información más actualizada y a tu nuevo objetivo de alimentación saludable para un corazón sano. Esto es bueno para todos, ya que hará que tú y tu familia sean más sanos. Lo que es bueno para el corazón también es bueno para la salud en general y el estado de ánimo.

Sé que no es necesario que explique detalladamente lo que es bueno para ti y lo que debes hacer sólo de vez en cuando. Tu nueva manera de comer se basará en los principios de la alimentación sana: placer, porción y proceso.

Placer

Debes pensar sobre lo que estás comiendo. Eso quiere decir que no debes sentarte a comer sin prestar atención. No debes comer tus alimentos de un solo bocado. No debes comer simplemente porque es la hora de la comida. Debes saborear lo que comes y disfrutar toda la experiencia de comer, preferentemente con otros. Esto significa que debes comer lentamente y nunca hablar con la boca llena. Significa pensar sobre lo que comes y su impacto en el corazón. Cuando la comida entra a la boca, es para satisfacer el paladar. Comemos por el placer que brindan los diferentes sabores y los recuerdos placenteros que evocan los aromas. No se trata de hartarse de comida. Debemos pensar sobre la comida de una manera nueva. Un bufet no es un desafío para ver cuánta comida puedes amontonar en un plato, sino más bien una variedad suntuosa de diferentes sabores que puedes probar. Tomar vino tinto (una copa son 5 onzas) por placer y por tu salud significa no más de dos copas al día para hombres sanos hasta los sesenta y cinco años y no más de una copa al día para mujeres sanas y hombres mayores de sesenta y cinco.

Porción

Las porciones de todos no deben ser iguales. Eso significa que nuestras porciones deben ser adecuadas a nuestro metabolismo. Los atletas o las personas más jóvenes pueden comer porciones mayores porque su cuerpo usa la comida más rápidamente que las personas menos activas. Con la edad, se reduce la porción que requerimos.

Proceso

¿Cómo llegó la comida a tu plato? Mientras menos procesada, mejor. Debes leer la etiqueta de los alimentos para saber qué contiene la comida que compras. Esto significa eliminar comidas con grasas trans, evitar el sodio y consumir sólo cantidades mínimas de sustancias químicas o conservantes. Existen muchas opciones deliciosas: frijoles, arroz integral, panes y fideos hechos de granos integrales, fruta fresca en vez de jugo o bebidas hechas con jugo, plátanos, verduras frescas o congeladas, carne no procesada, agua en vez de bebidas energéticas, pescado sostenible, nueces y mucho más. Si quieres endulzar tus alimentos, utiliza el azúcar sin refinar o agave en vez de azúcar blanca. El principio es simple: disfruta más de lo menos procesado.

Para concluir, si piensas sobre lo que comes y la manera en que el cuerpo lo usa, podrás tomar mejores decisiones. Otro beneficio es que te sentirás más cómodo cuando realices actividades físicas.

4 DUERME LO SUFICIENTE

Es necesario que duermas bien. Esto no es lo mismo que descansar o no hacer nada. El sueño es una función que el cuerpo necesita para permanecer sano. Si tienes un trastorno del sueño, corres mayor peligro de tener presión arterial alta y sufrir un ataque al corazón, un derrame cerebral u otros problemas médicos.

Cuando duermes, el ritmo cardíaco y la presión arterial se reducen en un 10%. Las personas que no duermen lo suficiente no tienen esta reducción y eso afecta la salud del corazón. Cuando no duermes, el cuerpo está bajo estrés y eso cambia el tipo de hormonas que produce. Esto, a su vez, aumenta tus probabilidades de padecer enfermedades cardíacas.

Las hormonas que se liberan cuando duermes son muy importantes. Además de mantenerte más alerta, las hormonas que controlan el apetito también se activan durante el sueño. Las personas que sólo duermen cinco horas al día son más propensas a tener sobrepeso que las personas que duermen de siete a ocho horas al día.

El número de horas que debes dormir varía según la edad: los adultos sanos necesitan de siete a nueve horas de sueño; los recién nacidos, de dieciséis a dieciocho horas; los niños en edad preescolar, de diez a doce horas, y los demás niños y adolescentes, por lo menos nueve horas. Con razón es tan difícil hacer que todos en casa se alisten a la vez. Pero la calidad del sueño es tan importante como la cantidad. Las siestas breves (de menos de una hora) sólo compensan en parte por las horas perdidas de sueño. Ten en cuenta que no puedes reponer el sueño que perdiste durante la semana durmiendo más durante el fin de semana; este tipo de patrón puede tener un efecto negativo en tu reloj biológico. Puedes probar hacer esto para dormir lo suficiente:

- Establecer un horario fijo de sueño.
- No hacer ejercicio antes de dormir.
- Evitar la cafeína, nicotina, bebidas alcohólicas y comidas abundantes antes de acostarte.
- No dormir ninguna siesta después de las tres de la tarde.
- Crear un ambiente propicio para dormir.
- Crear una rutina para relajarte, como darte un baño antes de acostarte.

Sin embargo, cuando trabajas el turno de noche, a veces no es posible dormir. En lo posible, trata de evitarlo, pero si debes hacerlo, trata de hacer lo siguiente para que el cuerpo se adapte más fácilmente:

- Aumenta el número total de horas que duermes y las siestas.
- Usa luces brillantes en tu centro de trabajo.
- Reduce las distracciones de sonido y luz mientras duermas durante el día.
- Toma cafeína solamente durante la primera parte de tu turno nocturno.

Dormir es esencial para un corazón saludable.

5 CULTIVA RELACIONES SANAS

Estaba pasando por un momento particularmente difícil con Roberto. Luego, de buenas a primeras, sentí un dolor raro en el hombro y me irradió hasta el pecho. Me asusté porque mi madre había tenido un ataque al corazón y pensé que quizá eso era lo que estaba sintiendo. No sabía qué hacer. Me calmé y me di cuenta de que solamente estaba teniendo un espasmo muscular debido a la tensión que estaba sintiendo. —Nancy

LA SOLEDAD (ES DECIR, EL AISLAMIENTO SOCIAL), ESTÁ RELACIONADA CON problemas de presión arterial en hombres y mujeres. Además, en los hombres provoca que se eleve el colesterol, lo que puede ponerlos en peligro de un ataque cardíaco y otras enfermedades relacionadas al corazón. Otras investigaciones han mostrado que las mujeres que están casadas y tienen una buena relación tienen menos riesgos cardiovasculares que otras mujeres.

La depresión y el estrés son dos de las consecuencias de relaciones que no son sanas, y ambos son factores desencadenantes de todo tipo de problemas cardíacos. Sabemos que la oxitocina, la hormona que producimos cuando nos sentimos queridos, tiene un efecto importante en las mujeres y su bienestar. También sabemos que los hombres con mucha hostilidad e ira interna son más propensos a desarrollar una enfermedad coronaria.

Las relaciones sanas requieren esfuerzo. Ninguna relación está caracterizada por dicha infinita, por lo tanto, cuando los conflictos comunes surgen, debemos resolverlos de una manera positiva.

Aguantar (tolerar una situación sólo por un sentido de responsabilidad) puede llegar a un extremo dañino para todos los involucrados. Las relaciones sanas reflejan un afecto y respeto mutuos. Esos son los factores que mantienen saludable al corazón.

6 TEN UN PROVEEDOR REGULAR DE ATENCIÓN MÉDICA

Cuando el cirujano salió del quirófano, sonrió y dijo que el procedimiento había sido exitoso. Agregó que mamá era tan bajita y delgadita, que quizá hubiese sido mejor realizar el procedimiento en un hospital para niños. —Marcos

He ido a parar a la sala de urgencias muchísimas veces con esta enfermedad. A estas alturas, la ambulancia simplemente debería estacionarse delante de mi casa. —Mirna

EN ESTE MOMENTO QUE LA ATENCIÓN DE SALUD CAMBIA TAN DRÁSTICAMENTE, es necesario tener un proveedor de servicios de salud con quien hablar, alguien que te escuche. Un estudio reciente descubrió que, incluso cuando se les diagnostica algo que requiere seguimiento, los hispanos son menos propensos a hacer una cita posterior. Lo que aumenta las probabilidades de que busquen tratamiento y le hagan seguimiento es encontrar un proveedor de servicios de salud que entienda el idioma y la cultura. Date el tiempo de encontrar a una persona en la que confíes.

Si te diagnostican problemas del corazón, tu proveedor de servicios de salud te mandará consultar con un cardiólogo. Los cardiólogos son médicos con seis a ocho años de capacitación médica adicional sobre el tratamiento del corazón. Tu cardiólogo será el médico con la información más actualizada sobre las opciones de tratamiento que tienes. No te demores en encontrar uno.

El problema de una demora es que mientras más esperes, más invasivo será el procedimiento para proteger tu salud. Hoy en día, es posible hacer mucho con la atención médica, pero debes poner de tu parte y participar activamente para beneficiarte de los avances.

7 LLEVA UN DIARIO SOBRE TU SALUD

SI BIEN LAS HISTORIAS MÉDICAS ELECTRÓNICAS SON CADA VEZ MÁS COMUNES en el sistema de atención médica, también debes tomar notas sobre tu propio historial médico. Puedes hacer esto usando el sistema que desees —sea manual o electrónico— pero debes hacerlo. Definitivamente, cuando te enfermas o estás en una situación de emergencia no es momento para tratar de recordar los detalles de tu historial médico. Y sin duda, te pedirán que proporciones tu historial médico y una lista completa de todos los medicamentos que tomas, incluida la dosis.

Puedes usar las herramientas en la Parte III de este libro para organizar y mantener la información sobre tu salud.

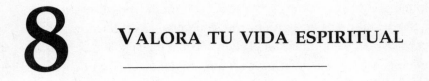

8 VALORA TU VIDA ESPIRITUAL

LA FE TIENE UN GRAN IMPACTO EN EL CORAZÓN. EN MOMENTOS CRUCIALES de la vida, las personas recurren a sus raíces religiosas como fuente de fortaleza y amparo. Como hispanos, nuestra religiosidad nos sostiene, independientemente de nuestra fe en particular o si actualmente practicamos esa fe.

La fe ayuda a sanar el corazón y hacer que se reponga.

9 TOMA TUS MEDICAMENTOS

Sara no podía comprar todos sus medicamentos. Ya que tomaba tantos, decidió dejar de tomar uno de ellos. Limitó sus opciones a los medicamentos para la diabetes o los medicamentos para controlar el colesterol. No fue una decisión fácil, pero optó por tomar el medicamento para controlar el colesterol, pues no quería tener un ataque al corazón.

CUANDO SE TRATA DE ENFERMEDADES CARDÍACAS, LOS AVANCES EN MEDICAMENTOS en los últimos veinte años han cambiado considerablemente la manera en que tratamos los trastornos cardíacos. Hoy en día, el puente aortocoronario, o *bypass*, y los trasplantes del corazón son mucho menos frecuentes que hace unos años.

En nuestra comunidad, a veces oigo a la gente decir que no quiere tomar sus medicamentos porque no son naturales. Mi respuesta es que natural no es necesariamente saludable. El arsénico es natural, pero se puede acumular en el cuerpo hasta matarte. Otras personas me dicen que se sienten más seguras tomando medicamentos que pueden comprar en otro país o sin receta. El hecho es que si una medicina no se vende en Estados Unidos, no debes tomarla porque no ha pasado los estrictos estándares que se han establecido para protegerte. Los medicamentos de venta con o sin receta ayudan al cuerpo a realizar sus funciones. Si te han recetado ciertos medicamentos en particular, debes tomarlos. Si piensas que estás teniendo una reacción fuerte a un medicamento, debes informarle sobre la reacción a tu proveedor de servicios de salud para que te pueda decir lo que debes hacer.

Según tu estado de salud y otros medicamentos que estés tomando, quizá sea bueno que hables con tu proveedor de servicios de salud sobre si debes tomar una dosis baja de aspirina todos los días. El Grupo de Trabajo de Servicios Preventivos de Estados Unidos (U.S. Preventive Services Task Force o USPSTF, por sus siglas en inglés) recomienda que los hombres de cuarenta y cinco a setenta y nueve años y las mujeres de cincuenta y cinco a setenta y nueve años hablen con sus proveedores de servicios de salud para decidir si los beneficios de tomar aspirina superan el daño potencial. Hasta la fecha, las investigaciones confirman que tomar una dosis baja de aspirina disminuye el riesgo de tener ataques al corazón entre los hombres y reduce el riesgo de derrames cerebrales entre las mujeres.

10 PRESTA ATENCIÓN A LO QUE TE DICE TU CUERPO

Jaime sabía que algo andaba mal. Se miraba en el espejo y veía a un hombre de peso promedio, que corría con frecuencia y tenía una dieta sana. Sin embargo, no podía hacer la misma cantidad de ejercicio que generalmente hacía y no se sentía bien. Llamó a su médico internista, quien le recomendó un cardiólogo para una prueba preliminar. Los resultados de la prueba fueron buenos y el médico internista le dijo a Jaime que no tenía de qué preocuparse. Él le dijo al médico que de todos modos no se sentía bien y que estaba particularmente preocupado porque su padre había muerto joven de un ataque al corazón. El médico le dijo, "Deja de preocuparte. Te estás imaginando cosas". Jaime decidió que necesitaba un doctor que lo escuchara en vez de restarle importancia a lo que decía. Recurrió a otro médico internista, que le recomendó otro cardiólogo. El nuevo cardiólogo le explicó que ya que los resultados de la prueba preliminar eran buenos, Jaime tendría que pagar las pruebas adicionales él mismo, pues su compañía de seguros no cubriría el gasto. El cardiólogo también señaló que existía una probabilidad relativamente pequeña de que las pruebas adicionales descubrieran un problema. Entonces Jaime le preguntó al nuevo cardiólogo: "¿Qué haría usted en mi caso?". El médico le contestó: "Tú conoces tu cuerpo mejor que nadie. Si estás preocupado, hazte la otra prueba. Por lo menos el gasto adicional te comprará un poco de tranquilidad". Cuando le devolvieron los resultados, el cardiólogo de Jaime le dijo que necesitaba un *bypass* de inmediato porque estaba a punto de tener un ataque al corazón.

Ten en cuenta los cambios en tu cuerpo y las posibles causas. Nadie te conoce mejor que tú mismo. Entonces, para permanecer sano, ten en cuenta cómo te sientes. Cuando el cuerpo te dice algo, escucha y toma acción.

Para resumir, este es el Programa de 10 puntos para la salud. Síguelo y estarás haciendo lo mejor para mantener la salud del corazón.

PROGRAMA DE 10 PUNTOS PARA LA SALUD

1. Evita el humo y el aire tóxico
2. Mantente en movimiento
3. Come y bebe pensando en la salud del corazón
4. Duerme lo suficiente
5. Cultiva relaciones sanas
6. Ten un proveedor regular de atención médica
7. Lleva un diario sobre tu salud
8. Valora tu vida espiritual
9. Toma tus medicamentos
10. Presta atención a lo que te dice tu cuerpo

Segunda parte

SÓLO
LOS
HECHOS

CUANDO DECIMOS PROBLEMAS DEL CORAZÓN O ENFERMEDADES DEL corazón, esos términos abarcan muchos tipos diferentes de diagnósticos. La segunda parte de este libro tiene dos secciones. En la primera sección están las respuestas a las preguntas más frecuentes sobre los trastornos cardíacos. La segunda sección te permite entender las diferentes pruebas que se usan para diagnosticarlos y algunos de los procedimientos usados en el tratamiento de las enfermedades del corazón.

⌒Me dice que tengo...

Aneurisma

TAMBIÉN CONOCIDO COMO:
aneurisma aórtico abdominal o AAA, aneurisma aórtico, aneurisma sacular, aneurisma del cerebro, aneurisma cerebral, aneurisma periférico y aneurisma aórtico torácico

 ¿Qué pasa?

Esto se refiere a una protuberancia en una arteria. Es más común en las paredes de la aorta. La zona con la protuberancia se debilita y, con el tiempo, el aneurisma revienta o causa que se desgarre la pared de la arteria. Esto puede causar una hemorragia interna, un coágulo de sangre o un derrame. Los dos tipos principales de aneurismas aórticos son los aneurismas aórticos abdominales (AAA), que ocurren en el abdomen, y los aneurismas aórticos torácicos (TAA por sus siglas en inglés), que ocurren en el pecho. Los abdominales son tres veces más comunes que los torácicos. Los hombres son más propensos a tener aneurismas abdominales que las mujeres.

Otros tipos de aneurismas son menos comunes. Entre ellos se encuentran los cerebrales o saculares, que son en el cerebro; y los periféricos, que suceden en la arteria poplítea (parte trasera del muslo, detrás de las rodillas), femoral (ingle) o carótida (a ambos lados del cuello).

CAUSAS Y PREVENCIÓN.
No existe una sola causa para que una persona desarrolle un aneurisma. Algunos factores conocidos que pueden hacer que las paredes

de una arteria se debiliten son el tabaquismo, hipertensión sin controlar, aterosclerosis y una lesión (por ejemplo, un accidente de auto). Las personas mayores de sesenta y cinco años también son más propensas a tener aneurismas. Además, las personas que tienen vasculitis (inflamación de los vasos sanguíneos) corren peligro de tener aneurismas abdominales y las personas con ciertos trastornos genéticos tienen mayores probabilidades de tener aneurismas torácicos. Si algún familiar tuvo un aneurisma abdominal, entonces tienes mayores probabilidades de tener uno antes de los sesenta y cinco años que alguien sin antecedentes familiares de la enfermedad.

¿Tengo un problema?

En la mayoría de los casos, el aneurisma abdominal o torácico surge lentamente, y no hay síntomas hasta que el aneurisma crece o revienta. Generalmente se descubre cuando la persona se somete a una tomografía debido a alguna otra aflicción.

¿Qué puedo hacer?

Como mínimo, debes evitar fumar y el humo de cigarrillos, asegúrate de tener la presión arterial bajo control y controla tu colesterol. Si un aneurisma abdominal es pequeño (menos de 2 pulgadas [5 cm]), tu proveedor de salud probablemente recomendará que se le haga seguimiento para ver si crece o comienza a crecer más rápidamente. Si el aneurisma abdominal es de más de 2 pulgadas (5 cm), posiblemente te den medicamentos para facilitar el flujo de la sangre por las arterias. En casos más avanzados, tu proveedor de servicios de salud te enviará donde un cirujano cardiotorácico (un médico dedicado al corazón, los pulmones, el pecho y la aorta) o a un cirujano vascular (un médico dedicado a la aorta y los vasos sanguíneos, pero no el corazón ni cerebro). Lo más importante es acudir a tus citas de manera regular y comunicarte con tu proveedor de servicios de salud.

Angina

TAMBIÉN CONOCIDA COMO:
síndrome coronario agudo, angina de pecho, dolor de
pecho, espasmos de la arteria coronaria, angina microvascular, angina de Prinzmetal, angina estable o común, angina inestable y angina variante

¿Qué pasa?

Angina es el nombre que se le da al dolor que sientes en el
pecho. Es la manera del cuerpo de hacerte saber que los músculos del corazón no están recibiendo suficiente sangre rica en oxígeno. Es una señal de advertencia, no una enfermedad. A veces la gente
piensa que tiene gas o indigestión, cuando en realidad se trata de
angina. Todo eso destaca la importancia de conocer tu cuerpo.

Hay diferentes tipos de angina. La *angina estable* tiene un patrón
regular, dura unos cuantos minutos (cinco minutos o menos) y luego
desaparece. Después de un tiempo, aprendes lo que debes hacer para
que se vaya, pues los episodios son similares. Usualmente necesitas
una combinación de descanso y medicamentos. La angina típicamente se presenta debido a fatiga excesiva, estrés emocional, exposición a temperaturas demasiado altas o bajas, comidas pesadas o
fumar. La *angina inestable* es cuando sientes dolor sin hacer esfuerzo
excesivo y no te sientes mejor tras descansar o tomar medicamentos.
El dolor es imprevisto y puede durar hasta treinta minutos. Requiere
tratamiento inmediato en una sala de urgencias, ya que puede ser
indicio de un ataque al corazón. La *angina variante (o de Prinzmetal)* es
poco común y se presenta cuando estás descansando, generalmente
entre la medianoche y temprano en la mañana. Generalmente se
trata con medicamentos. La *angina microvascular* es más severa, y es
posible que no mejore con medicamentos. También dura más tiempo
y puede ser indicio de una enfermedad coronaria microvascular. Se

nota inicialmente durante actividades rutinarias y en momentos de estrés mental o emocional.

CAUSAS Y PREVENCIÓN
La angina puede ser síntoma de cardiopatía isquémica, coronariopatía o enfermedad coronaria microvascular. Se presenta aproximadamente en la misma proporción entre hombres y mujeres.

¿Tengo un problema?
Si tienes dolores de pecho, debes hacer que tu proveedor de servicios de salud te examine. Muchos factores pueden causar el dolor de pecho; por ejemplo, un tirón muscular, un ataque de pánico, una obstrucción arterial en el pulmón (embolia pulmonar), una infección de los pulmones o incluso indigestión.

¿Qué puedo hacer?
Lo mejor es consultar con tu proveedor de servicios de salud para averiguar qué está causando el dolor y qué hacer para reducirlo. Lo más importante es recordar que debes prestarle atención al dolor, que es la manera en que el cuerpo te deja saber que algo anda mal.

Arritmia

TAMBIÉN CONOCIDA COMO:
disritmia

¿Qué pasa?
Es cuando el corazón no tiene un ritmo uniforme. Cuando tienes arritmia, el corazón puede tener latidos adicionales, demasiado rápidos (taquicardia), imprevisibles o demasiado lentos

(bradicardia). Esto generalmente significa que las señales eléctricas del corazón no están transmitiéndose de manera sistemática o previsible.

La arritmia marcada debida al latido acelerado se denomina *arritmia supraventricular*. Incluye la fibrilación atrial (latido rápido e irregular), aleteo atrial o *flutter* (latido rápido y regular) y taquicardia supraventicular paroxística (latido muy acelerado de inicio y fin repentino). La taquicardia supraventicular paroxística (PSVT por sus siglas en inglés) incluye el síndrome de Wolff-Parkinson-White, en el que los latidos rápidos del corazón son resultado de una vía eléctrica adicional.

Los latidos imprevisibles debido a problemas en las cavidades inferiores del corazón se llaman *arritmia ventricular* e incluyen la taquicardia ventricular y la fibrilación ventricular. Son muy serios y debe examinarte un proveedor de servicios de salud lo antes posible.

Causas y prevención
La arritmia ocurre cuando hay una alteración en el funcionamiento de las células que producen señales eléctricas en el corazón. La arritmia puede suceder debido a la exposición a sustancias tóxicas (humo de cigarrillo u ozono), por tomar demasiado alcohol, usar ciertas sustancias (cafeína, cocaína, anfetaminas), estrés o ira (que produce la liberación de hormonas y puede elevar la presión arterial), un problema de salud subyacente (ataque al corazón previo, hipertensión no controlada, hipotiroidismo e hipertiroidismo) o, incluso, problemas del corazón con los que la persona nació (congénitos).

Muchas personas tienen arritmia, y aproximadamente 2,2 millones de personas tienen fibrilación atrial (ver pág. 77). La arritmia seria, en la mayoría de los casos, se presenta en las personas mayores de 60 años, mientras que los jóvenes son más propensos a tener tipos menos comunes como PSVT o el síndrome de Wolff-Parkinson-White.

¿Tengo un problema?

Depende de la severidad del caso. En la mayoría de ellos, el problema es leve y la persona no necesita tratamiento, mientras que en otros casos, la alteración del flujo sanguíneo puede causar daño en el cuerpo.

Ataque cardíaco

TAMBIÉN CONOCIDO COMO:
ataque al corazón, infarto al miocardio, infarto agudo al miocardio, síndrome coronario agudo, trombosis coronaria u oclusión coronaria

Guillermo nunca tuvo nada bueno que decir del Dr. Sánchez. Les decía a todos que le prestaban oídos que el Dr. Sánchez era un pésimo médico. Cuando fue a su consultorio, le hizo un examen físico completo y le dijo que todos sus exámenes estaban bien. Luego, cuarenta y ocho horas después, Guillermo fue a parar a la sala de urgencias con un ataque al corazón. Culpaba al Dr. Sánchez por no diagnosticar sus problemas cardíacos.

¿Qué pasa?

El flujo al corazón está bloqueado y el músculo cardíaco no recibe la sangre que necesita para poder funcionar. El músculo empieza a morir si no se dan los pasos necesarios para llevar sangre a esa zona.

CAUSAS Y PREVENCIÓN

En la mayoría de los casos, los ataques cardíacos se deben a una enfermedad coronaria (CAD por sus siglas en inglés). El riesgo de un ataque al corazón aumenta en hombres mayores de cuarenta y cinco años y mujeres mayores de cincuenta y cinco o después de la menopausia. Además, tu riesgo es mayor si tu padre o hermano recibió un diagnóstico de CAD antes de los cincuenta y cinco años, o si tu madre o tu hermana recibió un diagnóstico de CAD antes de los sesenta y cinco años. Si bien no puedes cambiar esos factores, puedes cambiar otros factores de riesgo. Específicamente, debes dejar de fumar y evitar el humo del cigarro (de segunda y tercera mano), debes controlar tu presión arterial, adelgazar si tienes sobrepeso, hacer más ejercicio físico y controlar tu diabetes. Una vez que has tenido un ataque al corazón, para cuidar de tu salud cardíaca, debes seguir el plan de vida y el tratamiento que desarrolles con tu proveedor de servicios de salud.

¿Tengo un problema?

Hollywood no nos ha hecho un favor al hacernos creer que la gente que tiene un ataque al corazón, se oprime el pecho y se desploma. De hecho, los síntomas del ataque al corazón varían de persona a persona. Los hombres y mujeres tienden a presentar diferentes síntomas. Incluso si has sobrevivido un ataque al corazón, los síntomas de un segundo ataque pueden ser diferentes del primero.

Usualmente hay dolor o malestar en el centro del pecho que dura más de unos minutos. La sensación es de presión, endurecimiento, dolor o llenura. A veces los indicios de un ataque al corazón se confunden con una indigestión o acidez estomacal. Otros síntomas comunes incluyen:

1. Malestar en la parte superior del cuerpo, en un brazo o en ambos, la espalda, el cuello, la mandíbula o el estómago.
2. Dificultad para respirar, que a menudo ocurre junto con el malestar en el pecho o antes.

3. Náusea (sensación de querer vomitar), vómitos, desmayo o sensación de estar a punto de desmayarse.
4. Sudor frío.

Las mujeres tienen el doble de probabilidades que los hombres de sentir náusea, vómitos o indigestión.

¿Qué puedo hacer?

Consigue ayuda de emergencia lo antes posible. Si crees que tú o alguien que está contigo está teniendo un ataque al corazón, llama al 9-1-1 para que el personal de emergencia pueda estabilizar al paciente. Cuanto más te demores en pedir ayuda, mayor el daño al corazón. No conduzcas tú mismo al hospital.

Aterosclerosis

TAMBIÉN CONOCIDA COMO:
enfermedad vascular aterosclerótica. Ver enfermedad coronaria en la pág. 68.

¿Qué pasa?

Si tienes este problema común de salud, las arterias se obstruyen o bloquean con grasa, colesterol, calcio y otras sustancias que se encuentran en la sangre. La combinación de estas sustancias se denomina placa, y con el tiempo la placa se acumula en las paredes de las arterias. Hay muchos motivos por los cuales se acumula la placa allí, pero según la mayoría de las investigaciones, pequeños cortes en las arterias actúan como ganchos que captan la placa mientras recorre las arterias. Con el tiempo, la cantidad de placa aumenta y se endurece, creando un bloqueo. Cuando hay un bloqueo, es difícil que las arterias trasporten la sangre rica en oxígeno a las diferentes partes del cuerpo. La ubicación del bloqueo se utiliza para darle un nombre más específico al trastorno. Por ejemplo, cuando se bloquea la sangre en las arterias que van a los brazos, piernas y pelvis, se denomina enfermedad arterial periférica. Cuando la placa se acumula en las arterias a los costados del cuello, se llama enfermedad arterial carotídea. Estas arterias llevan sangre al cerebro y cuando se bloquean, pueden causar un derrame. La aterosclerosis no surge repentinamente. Es una enfermedad que comienza a menudo durante la infancia y continúa desarrollándose durante el resto de la vida. A mayor edad, más rápido su desarrollo.

Causas y prevención

Desconocemos las causas de la aterosclerosis. Hay muchas teorías al respecto, pero ninguna que prueba una causa definitiva. Los científicos están tratando de averiguar cómo se producen los daños a las arterias, cómo se desarrolla la placa y qué sucede cuando una sección de placa se rompe y abre.

Aunque no tenemos todas las respuestas, hay ciertos factores que aumentan las probabilidades de que te dé aterosclerosis. No podemos cambiar algunos de ellos; por ejemplo, familiares con enfermedades del corazón, la edad y similares. Al mismo tiempo, hay otros aspectos de la vida que sí podemos cambiar para ser menos propensos a la aterosclerosis. Entre los que ya conocemos están: no fumar, aumentar la actividad física y comer sano y en moderación. Además si tienes hipertensión o diabetes, es muy importante que estos trastornos estén bajo control. Y aunque ofrezcamos la excusa de que estos hábitos están muy arraigados en nuestra cultura o que todo se debe a factores genéticos, ninguna de esas afirmaciones son verdades absolutas. Podemos hacer mucho en la vida para gozar de un futuro saludable. Eso significa que debemos hacer cambios ahora mismo en lo que estamos haciendo.

¿Tengo un problema?

En algunas personas, el primer indicio de la aterosclerosis es que tienen un ataque al corazón o derrame cerebral. Otras personas pueden sentir entumecimiento o dolor en una parte del cuerpo que no esté recibiendo suficiente sangre. A veces, se pueden presentar infecciones peligrosas cuando la gente no se da cuenta de que tiene un problema.

¿Qué puedo hacer?

Si te preocupa el peligro que corres, debes consultar con tu proveedor de servicios de salud y hablar sobre lo que se puede hacer para que te mejores. El tratamiento típicamente requiere que hagas ciertos cambios en tu vida (dejar de fumar, comenzar o aumentar la intensidad o duración de tu régimen de ejercicio, comer sano, etc.), tomar los medicamentos que te recete el médico y, a veces, someterte a un procedimiento para ayudar a que te mejores. Si te cuidas y vas a tu proveedor de salud con frecuencia, puedes reducir las probabilidades de tener complicaciones de la aterosclerosis.

Cardiomiopatía

TAMBIÉN CONOCIDA COMO:
miocardiopatía

¿Qué pasa?

Es cuando el músculo del corazón se enferma. Los cuatro tipos principales de enfermedades del músculo del corazón son miocardiopatía dilatada, miocardiopatía hipertrófica, miocardiopatía restrictiva y displasia arritmogénica del ventrículo derecho. Cada uno de estos tipos tiene otros nombres que son más descriptivos. Por ejemplo, otros nombres para la miocardiopatía dilatada son alcohólica, congestiva, familiar, idiopática, isquémica, periparto o primaria. La miocardiopatía hipertrófica también se puede denominar miocardiopatía septal asimétrica, hipertrófica familiar, hipertrófica no obstructiva, hipertrófica obstructiva o hipertrófica idiopática. Independientemente del tipo, a medida que el trastorno empeora, el corazón pierde la capacidad de bombear sangre o latir de manera regular. Sin un suministro adecuado de sangre, la persona puede tener, ya sea, insuficiencia cardíaca o arritmia.

Es posible heredar esta aflicción o tenerla como resultado de una infección, la presencia de otra enfermedad (hipertensión), el consumo excesivo de bebidas alcohólicas o la exposición a toxinas (como cobalto).

Causas y prevención

En la mayoría de las personas, se desconoce la causa de la aflicción, aunque existe un poco de información sobre cada tipo. Específicamente, la *miocardiopatía dilatada* por lo general se presenta en hombres de veinte a sesenta años. Es más común entre afroamericanos que entre personas blancas no hispanas. Con este trastorno, el músculo del corazón se vuelve más delgado y comienza a estirarse. Sin tratamiento, puede resultar en problemas de las válvulas del corazón, arritmias y coágulos de sangre en el corazón. En la mitad de los casos, no existe causa conocida, y casi un tercio de los casos son hereditarios. El resto de los casos se deben a una variedad de motivos, entre ellos enfermedad coronaria, ataques del corazón, diabetes, enfermedades de la tiroides, hepatitis viral, VIH, infecciones (especialmente infecciones virales que inflaman el músculo del corazón), consumo de bebidas alcohólicas, complicaciones durante el último mes del embarazo o en los cinco meses posteriores al parto, exposición a ciertas toxinas (como cobalto), ciertas drogas (como cocaína y anfetaminas) y dos medicamentos usados para el tratamiento del cáncer (doxorubicina y daunorubicina).

La *miocardiopatía hipertrófica* ocurre cuando la pared de la cavidad inferior (ventrículo) se engrosa y, en algunos casos, se endurece. Este trastorno se presenta en una de cada quinientas personas y ocurre con la misma frecuencia entre hombres y mujeres. También es la causa más probable del paro cardíaco repentino entre los jóvenes. Por lo general, el trastorno es hereditario, aunque puede presentarse en personas mayores o con hipertensión no controlada.

La *miocardiopatía restrictiva* se diagnostica cuando el tejido normal que constituye el músculo del corazón es reemplazado por tejido cicatrizal u otro tipo anormal de tejido. Es más común entre adultos mayores y la puede causar una variedad de condiciones, como la acumulación excesiva de hierro en el cuerpo, la acumulación anormal de proteína en el cuerpo y trastornos de los tejidos conectivos.

La *displasia arritmogénica del ventrículo derecho* es un trastorno poco común en que el músculo de la cavidad inferior derecha muere y es reemplazado por tejido cicatrizal. Típicamente, se presenta en adolescentes o jóvenes adultos. Se cree que es hereditaria.

¿Tengo un problema?

Es difícil decirlo, ya que las personas no presentan síntomas y no requieren tratamiento. Para mantenerte sano, es importante saber si tienes probabilidades de desarrollar el trastorno. Entre los factores de riesgo se encuentran:

- Historia familiar de problemas del corazón, incluida miocardiopatía, insuficiencia cardíaca o paro cardíaco repentino.

- Una enfermedad o trastorno que pueda resultar en miocardiopatía, como enfermedad coronaria, ataque cardíaco o infección viral que inflame el músculo del corazón.

- Diabetes, otras enfermedades metabólicas o sobrepeso mórbido.

- Enfermedades que causan daño al corazón.

- Alcoholismo.

- Hipertensión no controlada.

En algunos casos, la cardiomiopatía que no recibe tratamiento progresa hasta producir insuficiencia cardíaca. Mantente alerta a los indicios de la insuficiencia cardíaca (ver en la pág. 81) y consulta con tu proveedor de servicios de salud si te preocupa tener miocardiopatía.

¿Qué puedo hacer?
Darás los próximos pasos bajo la asesoría de tu cardiólogo e incluirán el tratamiento de cualquier condición subyacente. Además, debes tomar medidas básicas como dejar de fumar y evitar la exposición a humo (de segunda o tercera mano), hacer mejoras en tu alimentación, limitar tu consumo de bebidas alcohólicas, evitar las sustancias ilegales, identificar el nivel de actividad física más beneficioso y cultivar relaciones sanas. Las personas con miocardiopatía hipertrófica reciben información muy específica sobre el tipo y cantidad de actividad física en el que pueden participar. Estas medidas, además de tomar sus medicamentos, bastan para controlar el trastorno en la mayoría de las personas. En algunos casos, es posible que el cardiólogo quiera implantarte un marcapaso (para mejorar tu ritmo cardíaco) o un desfibrilador cardioversor implantable. En los casos más graves, la cirugía a corazón abierto puede ofrecer la mejor solución.

Colesterol alto

TAMBIÉN CONOCIDO COMO:
hipercolesterolemia e hiperlipidemia

¿Qué pasa?

Cuando tienes el colesterol elevado, tienes un riesgo mayor de desarrollar enfermedades del corazón. Para funcionar debidamente, el cuerpo necesita colesterol y una manera de transportarlo por el cuerpo. El cuerpo usa células especiales para transportar el colesterol. Estas células tienen proteína en la parte exterior y grasas (lípidos) y colesterol en la interior. Estos transportadores se denominan lipoproteínas. Son, ya sea, lipoproteínas de baja densidad (LDL, por sus siglas en inglés) o lipoproteínas de alta densidad (HDL, por sus siglas en inglés). Para tener un nivel adecuado de colesterol, lo ideal es que el nivel de proteínas de baja densidad (LDL) sea bajo y el nivel de lipoproteínas de alta densidad (HDL) sea alto. Los triglicéridos son otra sustancia en la sangre de la cual debes saber. Estamos aprendiendo más sobre la relación entre el nivel de colesterol y la salud del corazón. Ten en cuenta que los adultos con nivel adecuado de colesterol también corren el riesgo de ataques cardíacos. De hecho, la mitad de todos los ataques cardíacos ocurren en personas con un nivel normal de colesterol. La función de los triglicéridos también está recibiendo más atención.

CAUSAS Y PREVENCIÓN

Se desconoce la causa del aumento en el nivel de colesterol en la sangre. En algunas familias, un nivel alto de colesterol se debe a un trastorno genético heredado (hipercolesterolemia). En términos generales, los hombres tienden a tener un nivel más bajo de HDL que las mujeres. Además, las mujeres menores de cincuenta y cinco parecen tener un nivel más bajo de LDL que los hombres. Tras cumplir cincuenta y cinco, tienden a tener el mismo nivel de LDL que los hombres.

Para lograr un nivel de colesterol más saludable, debes comer alimentos sin grasas trans (ácidos grasos trans) y menor cantidad de alimentos con grasa saturada (carne, mantequilla, queso, etc.). También es bueno no fumar, mantener un peso saludable, participar en actividades físicas regularmente y controlar la hipertensión y diabetes. Además, si quieres tener un nivel saludable de triglicéridos, debes evitar comer alimentos ricos en carbohidratos y no consumir bebidas alcohólicas en exceso.

¿Tengo un problema?

La mayoría de las personas no tienen indicios ni síntomas de colesterol alto. Se enteran de que tienen un problema cuando reciben los resultados de un análisis de sangre. Para determinar el nivel de HDL, LDL, colesterol total y triglicéridos, debes hacerte un panel de lípidos (lipoproteínas). Para que esta prueba de sangre sea precisa, no puedes consumir nada excepto agua de 9 a 12 horas antes de hacértela. Eso significa que sólo puedes tomar agua hasta que des la muestra de sangre. Si no puedes estar en ayunas durante un período tan largo, puedes hacerte una prueba más limitada que te dará el resultado del colesterol total y HDL. Para facilitarte las cosas incluso más, hay versiones caseras de ambas pruebas que tienen la aprobación de la FDA. Estas pruebas caseras son veloces, exactas y fáciles, y te ofrecen resultados muy rápido. Los adultos necesitan hacerse la prueba del colesterol por lo menos cada cinco años y con mucho más frecuencia si tienen factores de riesgo para enfermedades del corazón. El recuadro a continuación explica lo que significan los números.

NIVEL TOTAL DE COLESTEROL	CATEGORÍA DE COLESTEROL TOTAL
Menos de 200 mg/dL	Adecuado
200–239 mg/dL	Al borde de alto
240 mg/dL o más	Alto

NIVEL DE COLESTEROL LDL	CATEGORÍA DE COLESTEROL LDL
Menos de 100 mg/dL	Óptimo
100–129 mg/dL	Casi óptimo
130–159 mg/dL	Al borde de alto
160–189 mg/dL	Alto
190 mg/dL o más	Muy alto

NIVEL DE COLESTEROL HDL	CATEGORÍA DE COLESTEROL HDL
Menos de 40 mg/dL	Un factor de riesgo considerable para enfermedades del corazón
40–59 mg/dL	Mientras más alto, mejor
60 mg/dL o más	Se considera que protege contra las enfermedades del corazón

TRIGLICÉRIDOS	CATEGORÍA DE TRIGLICÉRIDOS
Menos de 150 mg/dL	Adecuado
150–199 mg/dL	Al borde de alto
200 mg/dL o más	Alto

 ¿Qué puedo hacer?

Aunque no puedes cambiar algunos de los factores que aumentan el riesgo de tener un nivel poco saludable de colesterol, como tu edad o historia familiar, puedes seguir el Programa de 10 puntos para la salud que se presenta en la primera parte de este libro.

Defectos congénitos del corazón

TAMBIÉN CONOCIDOS COMO:
enfermedades congénitas del corazón, defectos del corazón
y malformaciones cardíacas congénitas

 ### *¿Qué pasa?*

Cuando el corazón no se desarrolla debidamente antes del nacimiento, la persona nace con un defecto congénito del corazón. Esto sucede en ocho de cada mil recién nacidos o unos 35.000 recién nacidos al año. Hoy en día, aproximadamente un millón de adultos en Estados Unidos tiene un defecto congénito del corazón.

CAUSAS Y PREVENCIÓN

En la mayoría de los casos, se desconoce la causa de los defectos congénitos del corazón. Todo lo que se sabe es que, por algún motivo, el corazón se desarrolló de una manera imprevista. Hay casos en los que vemos una conexión causal más directa con respecto a los defectos congénitos del corazón. Por ejemplo, la mitad de los bebés con síndrome de Down tiene un defecto congénito del corazón. Además, las mujeres que fuman durante el embarazo son más propensas a tener un bebé con un defecto congénito del corazón.

 ### *¿Tengo un problema?*

Los defectos severos se identifican durante el embarazo o al poco tiempo del parto. Es probable que no tengas un defecto congénito del corazón si has alcanzado la edad adulta y nunca te han dicho que lo tienes. Ten en cuenta que, en muchos casos, es difícil que un proveedor de servicios de salud detecte que tienes un defecto congénito del corazón durante un examen físico general. La excepción son los casos en los que el defecto empeora, y a medida que el corazón tiene que hacer más esfuerzo, se presentan síntomas que indican la necesidad de pruebas adicionales.

Derrame cerebral

TAMBIÉN CONOCIDO COMO:
apoplejía

¿Qué pasa?

El derrame cerebral es una enfermedad del cerebro. Se incluyen los derrames cerebrales en esta sección porque con frecuencia se confunden con problemas del corazón. Cuando tienes un derrame, el suministro de sangre al cerebro se interrumpe debido a que hay una obstrucción en un vaso sanguíneo que lleva sangre al cerebro (apoplejía isquémica) o hay una hemorragia cerca o alrededor del cerebro (apoplejía hemorrágica). Las células del cerebro se mueren cuando dejan de recibir oxígeno y nutrientes de la sangre.

CAUSAS Y PREVENCIÓN

Se desconoce la causa de los derrames. Todos los años hay 700.000 casos de derrames cerebrales en Estados Unidos. Los derrames son menos comunes entre hispanos que entre personas blancas no hispanas. Las personas que fuman o tienen hipertensión sin controlar son más propensas a tener un derrame.

¿Tengo un problema?

Con los síntomas de un derrame, la palabra clave es *repentino*. Los síntomas incluyen entumecimiento o debilidad repentina, especialmente en un lado del cuerpo; confusión repentina o dificultad para hablar o comprender lo que se te dice; dificultad repentina para ver con uno o ambos ojos; dificultad repentina para caminar, mareos o pérdida del equilibrio o coordinación, y dolor de cabeza repentino sin causa conocida.

¿Qué puedo hacer?

Ya que es esencial tomar medidas rápidas, llama al 9-1-1 para recibir ayuda inmediata.

Endocarditis

TAMBIÉN CONOCIDA COMO:
endocarditis infecciosa o IE, por sus siglas en inglés

¿Qué pasa?

Ésta es una infección en la membrana interna de las cavidades y válvulas del corazón. Esto ocurre cuando entran al cuerpo bacterias, hongos u otros microbios, que se desplazan por el torrente sanguíneo hasta llegar al corazón. Una vez que los microbios invaden el corazón, pueden causar daños. La endocarditis se puede desarrollar rápidamente (endocarditis infecciosa aguda) o lentamente (endocarditis infecciosa subaguda). A medida que la infección empeora, las bacterias que se han multiplicado en el corazón crecen y se empiezan a formar bultos. Estos bultos, denominadas *vegetaciones,* son peligrosos porque se pueden desprender y trasladar a los pulmones (causando una embolia pulmonar), los riñones, el bazo y otras partes del cuerpo. Cuando llegan al cerebro, estas vegetaciones se llaman *embolias* y pueden causar convulsiones, derrames, infecciones localizadas (abscesos cerebrales) o infecciones generalizadas (meningitis).

CAUSAS Y PREVENCIÓN

La gran mayoría de las personas que desarrolla endocarditis tiene algún tipo de daño en el corazón, válvulas cardíacas artificiales, defectos cardíacos congénitos o dispositivos médicos que le han implantado en el corazón o los vasos sanguíneos. La endocarditis se desarrolla en personas que realizan actividades que facilitan que los microbios entren en el torrente sanguíneo, como inyectarse drogas por vía intravenosa, perforarse el cuerpo, tener dientes y encías infectados o usar catéteres o dispositivos médicos por más tiempo del recomendado. Si crees que corres peligro de desarrollar endocarditis, díselo a tu dentista. Algunas de las personas con factores de riesgo deben tomar antibióticos antes de someterse a la mayoría de los tratamientos dentales.

 ¿Tengo un problema?

Es difícil determinar si tienes un problema o no, porque los síntomas clave de fiebre o cansancio persistente son indicio de muchas enfermedades. Además, ya que la enfermedad tiene diferentes causas, los síntomas pueden variar de una persona a la otra e, incluso, en la misma persona, de un episodio a otro. Algunos de los síntomas son:

1. Dificultad para respirar o tos persistente.
2. Un nuevo soplo cardíaco o un cambio en el existente.
3. Cambios en la piel, como palidez generalizada; dolorosos bultitos rojos o morados debajo de la piel de los dedos de la mano o del pie; manchitas oscuras y planas en la palma de la mano o la planta del pie que no duelen; manchitas bajo las uñas, la parte blanca de los ojos (la esclerótica), el paladar superior, las paredes de la boca o el pecho.
4. Náusea (sensación de querer vomitar), vómitos, disminución del apetito, sensación de llenura con presión en la parte superior izquierda del abdomen o pérdida de peso con o sin cambios en el apetito.
5. Sangre en la orina.
6. Hinchazón en los pies, piernas o abdomen.

Como no hay ningún síntoma específico ni ninguna prueba para detectar endocarditis, tu proveedor de servicios de salud tendrá que realizar una serie de exámenes para determinar lo que está causando tus síntomas. Si sospecha endocarditis, tus pruebas de sangre serán una fuente clave de información. En un periodo de veinticuatro horas, te sacarán varias muestras de sangre. Las bacterias en esas muestras se pondrán en un cultivo para determinar la medicación que será más efectiva para tratar tu enfermedad. Hay casos de endocarditis en que los exámenes de sangre indican que no hay bacterias (endocarditis con cultivo negativo), pero de todos modos, al paciente se le recetan antibióticos.

¿Qué puedo hacer?
En algunos casos necesitarás tomar antibióticos por varias semanas. Algunas personas con endocarditis deben someterse a un procedimiento para reparar el daño a las válvulas cardíacas.

Enfermedad coronaria

TAMBIÉN CONOCIDO COMO:
CAD, por sus siglas en inglés, cardiopatía isquémica, coronariopatía, aterosclerosis, endurecimiento de las arterias, enfermedad del corazón, trastorno cardíaco isquémico y angostamiento de las arterias

¿Qué pasa?
Cuando el cuerpo reconoce que hay una lesión o infección, se inicia un proceso de respuesta en forma de inflamación. Esta respuesta tiene como función protegerte y curar rápidamente lo que esté dañado. Cuando las paredes de una arteria se dañan, la respuesta es activar la inflamación. Por razones que se desconocen, esto también ayuda a que se acumule placa. La CAD ocurre cuando alguna parte o partes de tus arterias están bloqueadas total o parcialmente debido a la acumulación de placa (una combinación de grasa, colesterol, calcio y otras sustancias que se encuentran en la sangre). Este bloqueo también aumenta las probabilidades de que se formen

coágulos en las arterias. Los coágulos también pueden bloquear total o parcialmente el flujo de sangre.

Cuando se reduce o bloquea el flujo de sangre al músculo cardíaco, se puede producir angina, insuficiencia cardíaca o incluso un ataque cardíaco. Ésta es la principal causa de muerte para personas de ambos sexos en Estados Unidos. Cuando la placa se forma en las arterias más pequeñas del corazón, se denomina enfermedad coronaria microvascular. Todos los años, fallecen aproximadamente 500.000 hombres y mujeres en Estados Unidos a causa de la CAD.

Causas y prevención

El tabaquismo, hipertensión, colesterol alto, diabetes no controlada, insuficiente actividad física y síndrome metabólico son sólo algunos de los factores que pueden dañar el interior de las arterias. El daño causa pequeñas lesiones donde se puede acumular la placa a medida que el cuerpo trata de curar la zona lesionada. El riesgo de desarrollar una CAD aumenta en hombres mayores de cuarenta y cinco años y mujeres mayores de cincuenta y cinco. La salud de tus familiares también puede darte un indicio de tus factores de riesgo. Si tienes parientes varones que recibieron un diagnóstico de CAD antes de los cincuenta y cinco o parientas que recibieron un diagnóstico de CAD antes de los sesenta y cinco, tienes mayores probabilidades de desarrollar una enfermedad coronaria.

Hay mucho que puedes hacer para reducir tus factores de riesgo y, en muchos casos, disminuir las probabilidades de activar tendencias genéticas que te hagan desarrollar una CAD. Puedes evitar sustancias tóxicas (humo, alto nivel de ozono, alcohol, etc.), controlarte la presión arterial, hacer más ejercicio y mantenerte activo, comer alimentos saludables, tomar tus medicamentos como te lo indiquen, ir a tu proveedor de servicios de salud con regularidad, cultivar relaciones sanas, reducir el estrés y seguir un tratamiento si tienes apnea del sueño.

¿Tengo un problema?

En algunos casos, no hay indicios ni síntomas de CAD. Los síntomas comunes (dolor de pecho, dificultad para respirar, etc.) pueden ser relativamente leves hasta que la placa se acumula y el bloqueo empeora. Cuanto mayor el bloqueo, mayores las probabilidades de insuficiencia cardíaca, ataque cardíaco y latidos irregulares (arritmias).

Según tu historia clínica y factores de riesgo, tu proveedor de servicios de salud puede hacerte exámenes del corazón. Esto usualmente incluye auscultarte el corazón y los pulmones, realizar un electrocardiograma (ECG), hacerte un examen de sangre para determinar tu nivel de colesterol y triglicéridos, y tomarte la presión. Es posible que otros proveedores de servicios de salud deseen hacerte un examen de sangre para determinar tu nivel de proteína C reactiva (CRP, por sus siglas en inglés). Cuando la CRP está alta, significa que existe una respuesta de inflamación. Un alto nivel de CRP también se puede deber a lesión o infección en otra parte del cuerpo. Los científicos están empezando a investigar más la relación entre la CRP y la CAD.

¿Qué puedo hacer?

Encárgate de esto inmediatamente y averigua cuáles son tus factores de riesgo. Además, cuando tu proveedor de servicios de salud te recete un medicamento, pregúntale para qué sirve, de modo que comprendas la manera en que te ayudarán. Algunos medicamentos son para controlar enfermedades que, de no controlarse, pueden causar daño al corazón, como la hipertensión y diabetes; otros pueden ayudar a evitar que se desarrolle una CAD pues te ayudan a mantener las arterias despejadas y sanas.

Enfermedad coronaria microvascular

TAMBIÉN CONOCIDA COMO:
MVD, por sus siglas en inglés, síndrome cardíaco X y cardiopatía isquémica no obstructiva

---

¿Qué pasa?

El problema con la MVD es un aumento de placa en las arterias coronarias más pequeñas que rodean al corazón. Sorprendentemente, este aumento en la placa no aumenta los bloqueos. Esta enfermedad es más común en las mujeres. Recién se está estudiando esta enfermedad. Lo que sí sabemos es que los hombres y mujeres que tienen diabetes o hipertensión a menudo tienen MVD. Además, las mujeres jóvenes con hipertensión o un nivel de estrógeno anormalmente bajo antes de la menopausia tienen mayores probabilidades de desarrollar MVD. Es posible que el estrés mental o emocional, o problemas que afectan el funcionamiento normal de los ovarios causen la reducción en el nivel de estrógeno.

CAUSAS Y PREVENCIÓN

Se sabe muy poco acerca de la MVD. En 2006, el National Heart, Lung, and Blood Institute dio a conocer los primeros resultados de su investigación para evaluar el síndrome isquémico en las mujeres (Women's Ischemia Syndrome Evaluation o WISE, por sus siglas en inglés). El informe del instituto especificó lo siguiente:

> En los casi 3 millones de mujeres en Estados Unidos que padecen de cardiopatía isquémica, la placa no se convertirá en un bloqueo mayor, sino que se esparcirá uniforme-

mente en toda la pared arterial. El resultado es que la angiografía coronaria que se usa como diagnóstico revela que las mujeres tienen arterias despejadas, sin bloqueos, lo cual señala incorrectamente un bajo nivel de riesgo.

No hay estudios sobre cómo prevenir la MVD. Dar pasos a una vida más saludable debe reducir tu riesgo de desarrollar esta enfermedad. La MVD es difícil de diagnosticar porque los exámenes y procedimientos usados para detectar la cardiopatía isquémica usualmente se enfocan en los bloqueos de las grandes arterias y no son lo suficientemente sensibles para detectar la MVD.

¿Qué puedo hacer?

Como se desconoce si la prevención de la MVD es diferente de la prevención de la cardiopatía isquémica (CHD por sus siglas en inglés), debes hacer todo lo que puedas por mantenerte lo más sano posible. Debes tomar el control de tu salud y dar los pasos que te harán más sano: evitar sustancias tóxicas (humo, ozono, exceso de bebidas alcohólicas, etc.), comer comida saludable, hacer más ejercicio, reducir el estrés, tomar tus medicamentos para la hipertensión y diabetes, y otras acciones similares. Si tienes anemia, es importante seguir un tratamiento, porque la anemia tiene un impacto negativo en las células responsables de reparar el daño en los vasos sanguíneos. Lo más importante es que conozcas bien tu cuerpo para que sepas cuándo necesitas acudir al médico.

Enfermedad de las válvulas cardíacas

TAMBIÉN CONOCIDA COMO:
regurgitación aórtica, estenosis aórtica, esclerosis aórtica, enfermedad de las válvulas aórticas, válvula aórtica bicúspide, defecto congénito del corazón, malformación congénita de las válvulas, regurgitación mitral, estenosis mitral, enfermedad de la válvula mitral, prolapso de la válvula mitral, regurgitación pulmonar, estenosis pulmonar, enfermedad de la válvula pulmonar, regurgitación tricuspídea, estenosis tricuspídea y enfermedad de la válvula tricúspide

---

 ¿Qué pasa?

Los muchos nombres para la enfermedad de las válvulas cardíacas se deben a que esta enfermedad ocurre cuando por lo menos una de las cuatro válvulas del corazón no funciona debido a una de tres causas. Las cuatro válvulas del corazón son la válvula tricúspide (entre la aurícula derecha y el ventrículo derecho); la válvula pulmonar (al lado derecho del corazón, entre el ventrículo derecho y la arteria pulmonar, que lleva la sangre a los pulmones); la válvula mitral (entre la aurícula izquierda y el ventrículo izquierdo); y la válvula aórtica (al lado izquierdo del corazón, entre el ventrículo izquierdo y la aorta, que lleva sangre al cuerpo). Los problemas de las válvulas pueden deberse a que la sangre no se expele del todo, que la válvula no se pueda cerrar herméticamente (regurgitación), que hay engrosamiento o endurecimiento que impide que se abra totalmente (estenosis) o que no hay una apertura por donde pasa la sangre (atresia). Los problemas de que la sangre no se expela totalmente usualmente ocurren cuando los bordes de la válvula se caen o se retiran dentro de la cavidad superior del corazón durante un latido. Esto se llama prolapso y es un problema muy común en la válvula mitral. Algunas personas nacen con problemas en las válvulas y otras tienen un pequeño problema que inicialmente no presenta signos ni síntomas, pero empeora con la edad.

73

CAUSAS Y PREVENCIÓN

Muchas enfermedades pueden causar la enfermedad de las válvulas cardíacas, entre ellas lesiones del corazón (como el ataque al corazón), hipertensión descontrolada, insuficiencia cardíaca, endocarditis, acumulación de placa en las arterias, acumulación de depósitos de calcio en hombres mayores de sesenta y cinco años y mujeres mayores de setenta y cinco, fiebre reumática, infecciones, lupus y otras enfermedades autoinmunes, algunos medicamentos y terapia con radiación en el pecho. Es posible evitar algunos factores de riesgo, pero no otros. Un factor de riesgo importante para la enfermedad de las válvulas cardíacas es ser mayor de setenta y cinco años; una de cada ocho personas mayores de setenta y cinco años tiene por lo menos una enfermedad moderada de las válvulas cardíacas.

¿Tengo un problema?

Debes consultar con un cardiólogo para saber con certeza si tienes un problema en las válvulas del corazón. Un electrocardiograma (ECG) y una radiografía del tórax proporcionan información básica. Un ecocardiograma (que algunos llaman "eco") proporciona información vital sobre la condición de tus válvulas y se usa para detectar cualquier trastorno.

¿Qué puedo hacer?

No hay medicamentos para tratar la enfermedad de las válvulas cardíacas, así que puedes y debes protegerlas para que el daño no empeore y recibir tratamiento para las otras enfermedades cardíacas relacionadas que puedas tener. Si las válvulas están en muy mal estado, entonces debes someterte a una operación para reemplazarlas.

Enfermedades pulmonares

¿Qué pasa?

El corazón y los pulmones funcionan juntos. Cuando tienes problemas de respiración, esto afecta el funcionamiento del corazón. Por eso, cuando la calidad del aire es mala, los hospitales reportan que más personas de lo normal van a parar a la sala de urgencias con problemas del corazón. Lo que inhalas es lo que llena las células carentes de oxígeno que el corazón bombea a los pulmones. Cuando respiras sustancias nocivas, éstas llenan las células y son bombeadas por el corazón a los órganos y tejidos del cuerpo. Lo que entra por los pulmones va directamente al corazón y todos los demás órganos.

A la mayoría de nosotros, los pulmones nos funcionan bien. Permiten que las células produzcan y capten el oxígeno del aire. Éste intercambio esencial de gases es la función más importante de los pulmones. Cuando los pulmones te funcionan bien, puedes respirar todo el aire que necesitas, puedes exhalar todo el aire en los pulmones y hacerlo tan rápido como sea necesario, no tienes ningún problema para eliminar el anhídrido carbónico de las células ni para agregar el oxígeno del aire a la sangre, y tus músculos tienen la fortaleza necesaria para inhalar. Cuando no puedes hacer una o más de estas cosas, es muy probable que tengas una enfermedad de los pulmones.

CAUSAS Y PREVENCIÓN

Hay docenas de enfermedades de los pulmones. Entre ellas se encuentran el asma, bronquitis crónica, enfisema, enfermedad pulmonar obstructiva crónica, cáncer de pulmón, pulmonía, embolia pulmonar y enfermedades pulmonares relacionadas con el asbesto. La mayoría de éstas son el resultado de la exposición a sustancias tóxicas (tabaco, asbesto, ozono, polvo de hojas de yeso, etc.), alérgenos, bacterias, virus y radiación. Un porcentaje muy pequeño de enfermedades pulmonares se debe a trastornos genéticos o defectos congénitos (con los que se nace).

¿Tengo un problema?

Para saber si tienes un problema con los pulmones, tu proveedor de servicios de salud querrá saber tus respuestas a las siguientes preguntas.

1. ¿A veces sientes que no puedes inhalar suficiente aire?   ☐ sí ☐ no
2. ¿A veces se te cierra el pecho?   ☐ sí ☐ no
3. ¿A veces notas que toses o tienes un silbido al respirar sin motivo aparente?   ☐ sí ☐ no
4. ¿A veces tienes dolor de pecho?   ☐ sí ☐ no
5. Cuando caminas, ¿te falta el aliento?   ☐ sí ☐ no
6. ¿Tú o algún familiar ha tenido asma o alergias?   ☐ sí ☐ no
7. ¿Tú o algún familiar ha tenido enfermedades del corazón?   ☐ sí ☐ no
8. ¿Tú o algún familiar ha sido fumador?   ☐ sí ☐ no
9. ¿Tú o algún familiar ha visitado algún lugar en el que puede haber estado expuesto a la tuberculosis?   ☐ sí ☐ no
10. ¿Tú o algún familiar ha trabajado o vivido en algún lugar en el que pueda haber estado expuesto a polvo, gases o partículas (como asbesto)?   ☐ sí ☐ no

Si respondiste "sí" a algunas de estas preguntas, tu proveedor de servicios de salud quizá quiera que te hagas pruebas de función pulmonar. Estas pruebas son relativamente simples y no invasivas. Una vez que recibas el diagnóstico, debes tomar tus medicamentos tal como te lo indique tu proveedor de servicios de salud y hacer lo necesario para tener pulmones sanos.

¿Qué puedo hacer?

Para evitar enfermedades de los pulmones y reducir las probabilidades de que empeoren, puedes tomar estas simples pero cruciales medidas. En primer lugar, evita la exposición a sustancias tóxicas, como el humo del tabaco, ozono, polvo y radiación. En el caso del humo, esto quiere decir que no debes fumar, estar cerca de personas que fuman ni inhalar el olor que deja el humo del cigarro. Significa que aunque sea un día lindo y soleado, si el nivel de ozono está en código naranja, rojo o púrpura, debes reconsiderar seriamente cualquier plan al aire libre que tengas ese día.

Fibrilación atrial

TAMBIÉN CONOCIDA COMO:
fibrilación auricular

Haré lo que sea necesario para mejorar. Cuando empeoro, el corazón me late más de doscientas veces por minuto. Es increíble. El corazón me late con tanta fuerza que puedo ver cómo hace que mi blusa suba y baje. Es una imagen y una sensación aterradora. —Yvette

¿Qué pasa?

El corazón late de manera rápida e irregular. Esto hace que la parte superior del corazón (las aurículas) se estremezcan muy rápido (fibrilen) y no permitan el bombeo normal de la sangre a las cavidades más bajas (los ventrículos). Como resultado, la sangre se acumula en las cavidades superiores y el movimiento de las partes superiores e inferiores del corazón deja de ser sincronizado.

Hay tres tipos de fibrilación arterial. Cuando las señales eléctricas anormales y los latidos acelerados comienzan repentinamente y luego se detienen por sí solos, se denomina fibrilación atrial paroxística. Si el ritmo cardíaco anormal se puede detener con tratamiento, se denomina fibrilación atrial persistente. Cuando los tratamientos acostumbrados no pueden restaurar un ritmo cardíaco normal, la persona tiene fibrilación atrial permanente.

Causas y prevención

A veces la fibrilación atrial se presenta sin motivo aparente. En la mayoría de los casos, alguien que tiene fibrilación atrial también tiene por lo menos un trastorno relacionado como la presión arterial alta, enfermedad coronaria, insuficiencia cardíaca, enfermedad reumática del corazón, insuficiencia mitral, tiroides hiperactiva o alto consumo de bebidas alcohólicas. La fibrilación atrial también es más común entre adultos de mayor edad.

Cuando alguien tiene fibrilación atrial, significa que el sistema eléctrico del corazón no está funcionando como debe. Las señales eléctricas parecen tener patrones imprevisibles, y el corazón comienza a latir demasiado rápido (100 a 175 veces por minuto en el caso de adultos). Como resultado, se altera la cantidad de sangre que va a los órganos y tejidos; a veces reciben demasiada sangre y a veces muy poca.

 ¿Tengo un problema?
La fibrilación atrial puede suceder una vez o puede ser un problema continuo. Tu proveedor de servicios de salud probablemente te remita a un cardiólogo, quien te ayudará a controlar o eliminar el trastorno. Medicamentos, procedimientos médicos y cambios de estilo de vida pueden ser parte del tratamiento.

Hipertensión

TAMBIÉN CONOCIDA COMO:
presión arterial alta

> No puedo creer que tengo la presión alta. No tengo sobre-peso. Corro, juego tenis y soy una persona activa.
>
> —Consuelo

¿Qué pasa?

Esto significa que la presión que el corazón debe ejercer contra las paredes de los vasos sanguíneos es demasiado alta. Uno de cada tres adultos o 72 millones de personas en Estados Unidos tienen hipertensión. La presión alta se expresa con dos cifras, como 110 sobre 80, y se escribe como 110/80 mmHg (mmHg significa "milímetros de mercurio", que es la manera de medir la presión arterial). El primer número es la presión cuando el corazón late (presión sistólica) y el segundo número es la presión cuando el corazón está en reposo (presión diastólica).

CAUSAS Y PREVENCIÓN

En la mayoría de los casos (95%) se desconoce la causa de la presión arterial alta. Este tipo de hipertensión se llama esencial, primaria o idiopática. En el 5% de los casos restantes, la presión alta se debe a un trastorno llamado hipertensión secundaria. Cuando sólo uno de los números (la presión sistólica) es alto, el trastorno se llama hipertensión sistólica aislada. Es igual de peligrosa que cuando ambos números son altos y es común entre las personas mayores. Casi dos tercios de las personas de más de sesenta años con presión alta tienen hipertensión sistólica aislada. También sabemos que con la edad, la presión aumenta.

Algunos medicamentos como los anticonceptivos, terapia hormonal y las medicinas para el asma pueden elevar la presión. La presión también te puede subir si tienes enfermedades crónicas de los riñones, enfermedades de la tiroides o apnea del sueño.

 ### *¿Tengo un problema?*

Debes tomarte la presión con frecuencia. Lo puedes hacer en casa, en muchas oficinas, supermercados y, por supuesto, donde recibes atención médica. Si tienes problemas de presión, debes acudir a tu proveedor de servicios de salud y formular un plan de tratamiento. Ver el recuadro siguiente, "Niveles de presión arterial entre adultos", para determinar si necesitas tomar medidas para controlarte la presión.

NIVELES DE PRESIÓN ARTERIAL ENTRE ADULTOS (EN MMHG)

CATEGORÍA	SISTÓLICA (primer número)		DIASTÓLICA (segundo número)
Baja (hipotensión)	Menos de 90	o	Menos de 60
Normal	Menos de 120	y	Menos de 80
Prehipertensión	120–139	o	80–89
Hipertensión			
Etapa 1	140–159	o	90–99
Etapa 2	160 ó más alta	o	100 ó más alta

 ### *¿Qué puedo hacer?*

Si tienes la presión alta, debes tomar medicamentos según lo indicado, revisarte la presión con frecuencia y llevar una vida que contribuya a la salud del corazón.

Insuficiencia cardíaca congestiva

TAMBIÉN CONOCIDA COMO:
insuficiencia cardíaca, fallo cardíaco o CHF, por sus siglas en inglés

> Cuando el médico me dijo que mi madre tenía insuficiencia cardíaca, sentí que se me encogía el alma. No sabía qué decir ni qué pensar. Todo lo que me venía a la mente era que nos quedaba poco tiempo. No lo podía creer. Apenas unos días atrás se la veía bien. —Carla

 ¿Qué pasa?

Primero que nada, esto no significa que has tenido un ataque al corazón; lo que significa es que tu corazón no puede suministrar el flujo sanguíneo que tu cuerpo necesita. Específicamente, la insuficiencia cardíaca ocurre cuando el corazón no se puede llenar de sangre o no puede bombearla, o en algunos casos, no puede hacer ninguna de las dos cosas, y debido a ello, los otros órganos del cuerpo no pueden funcionar debidamente.

Usualmente esto no pasa de la noche a la mañana. La insuficiencia cardíaca es un trastorno que empeora con el tiempo. Puede afectar a uno o ambos lados del corazón. Hay 5,7 millones de personas en Estados Unidos con insuficiencia cardíaca. Cada año 300.000 adultos y niños fallecen de este trastorno. Es más común en personas mayores de sesenta y cinco años y es la razón mencionada con más frecuencia para las visitas hospitalarias de los usuarios de Medicare. También es más común entre afroamericanos, gente con sobrepeso y hombres.

Causas y prevención

En la mayoría de los casos, la insuficiencia cardíaca es el resultado de otros trastornos que se sabe dañan el corazón, como la cardiopatía isquémica, hipertensión, diabetes, miocardiopatía, problemas con las válvulas cardíacas, arritmia, defectos cardíacos congénitos, ciertos tratamientos para el cáncer (como la radiación y la quimioterapia), trastornos de la tiroides (muy poca o demasiada hormona de la tiroides en el cuerpo), consumo excesivo de bebidas alcohólicas, cocaína y otros usos de drogas ilegales, SIDA/VIH, demasiada vitamina E y apnea obstructiva del sueño.

 ### ¿Tengo un problema?

Como no hay cura para la insuficiencia cardíaca, cuanto antes se te diagnostique y recibas tratamiento, mejor el resultado. Debes conocer los síntomas de la insuficiencia cardíaca. Incluyen:

- Respiración agitada y dificultosa.
- Fatiga (cansancio).
- Hinchazón de los pies, tobillos, piernas y abdomen.

En ocasiones poco frecuentes, se te pueden hinchar las venas del cuello. A medida que el fluido se acumula en el cuerpo, el corazón se debilita y los síntomas empeoran. Otros indicios y síntomas de que empeora la insuficiencia cardíaca incluyen mareos, sensación de desmayo, desvanecimientos al realizar actividad física, dolor en el pecho, arritmias y soplo en el corazón (un sonido adicional e inusual durante un latido).

Es difícil para tu proveedor de servicios de salud saber si estás en las etapas iniciales de insuficiencia cardíaca, porque no basta una prueba para diagnosticar el trastorno. Para recopilar información, tu proveedor de servicios de salud te auscultará los pulmones y se asegurará de que estén limpios, y verá si hay indicios de hinchazón. En caso que haya motivo de preocupación, tu proveedor de servicios de salud te enviará con un cardiólogo para que te haga otros exámenes.

¿Qué puedo hacer?

Si te han diagnosticado insuficiencia cardíaca, los pasos clave que debes dar incluyen renovar tu compromiso de llevar una vida más sana; evitar todas las sustancias tóxicas, como el tabaco y las drogas ilegales; dejar de tomar bebidas alcohólicas; mantener un peso saludable y realizar actividad física de manera regular. Si te han diagnosticado insuficiencia cardíaca, el objetivo es hacer todo lo posible por evitar que empeore la enfermedad. Además de los pasos clave, debes controlar el tipo y cantidad de líquidos que tomas, tomar tus medicamentos como te lo indican y recibir atención de salud periódicamente. Esto te permitirá vivir muchos años más y disfrutar de la vida.

Muerte súbita

TAMBIÉN CONOCIDA COMO:
paro cardiorespiratorio repentino

¿Qué pasa?

Repentinamente, el corazón deja de latir y el flujo de sangre al cerebro y el resto del cuerpo se detiene. Se produce la muerte en cuestión de minutos. Por eso, la mayoría las personas que tienen un paro cardíaco repentino (95%) fallecen. El paro no es un ataque cardíaco, aunque las personas que tienen un ataque pueden tener un paro mientras se recuperan de él.

CAUSAS Y PREVENCIÓN

Las muertes súbitas tienden a suceder en personas que parecen saludables. Por lo general, son personas que no se considera que corren peligro de tener enfermedades del corazón. El diagnóstico de muerte súbita se hace después que ha ocurrido y después de descartar otras causas.

¿Tengo un problema?

El primer indicio de muerte súbita es que la persona pierde la conciencia y el corazón le deja de latir.

¿Qué puedo hacer?

Ya que es esencial tomar medidas rápidas, quizá desees familiarizarte con el funcionamiento de los desfibriladores externos automatizados. Este equipo es cada vez más común en puntos de fácil acceso en aeropuertos, edificios de oficinas, centros comerciales, otros lugares públicos e incluso algunas residencias. Estos dispositivos están programados para dar choques eléctricos si detectan que una persona tiene un ritmo cardíaco peligroso. No se activan si la persona simplemente se ha desmayado.

Palpitaciones

¿Qué pasa?

Ocurren cuando sientes que el corazón no está latiendo de manera normal. Se puede sentir como latidos muy rápidos o que el corazón se salta un latido. Puedes sentir esto en el pecho, garganta o cuello. Las palpitaciones son muy comunes, y en la mayoría de los casos, no son motivo de preocupación.

CAUSAS Y PREVENCIÓN

Puedes sentir palpitaciones por muchas razones que no tienen relación alguna con problemas cardíacos, como ansiedad, miedo o pánico intensos; estrés; actividad física extenuante; ciertos medicamentos con estimulantes como pastillas dietéticas (anfetaminas) y algunos descongestionantes; cambios hormonales; el consumo de café, bebidas alcohólicas, nicotina o drogas ilegales; y ciertos trastornos médicos como enfermedades de la tiroides, fiebre, deshidratación, glucosa baja o anemia. Si tienes una enfermedad cardíaca (insuficiencia cardíaca, problemas en las válvulas, etc.), las palpitaciones probablemente se deban a una arritmia.

¿Tengo un problema?

Debes conversar con tu proveedor de servicios de salud si crees que estás teniendo palpitaciones, especialmente si te sientes mareado o confundido; sientes que te vas a desmayar o, en efecto, te desmayas; tienes problemas para respirar o te falta el aire; tienes dolor, presión o sensación de endurecimiento en el pecho, mandíbula o brazo; o si estás sudando más de lo normal.

¿Qué puedo hacer?

Tienes que evitar lo que sea que esté causando las palpitaciones. Esto puede significar que evites a ciertas personas. Las palpitaciones que no se deben a un trastorno médico son señales que te da el cuerpo de que algo no es bueno para ti. Lo mejor que puedes hacer es escuchar lo que te dice tu cuerpo y evitar lo que provoque esa reacción.

Síndrome metabólico

TAMBIÉN CONOCIDO COMO:
síndrome dismetabólico, hipertrigliceridemia, síndrome de resistencia a la insulina, síndrome de la obesidad o síndrome X

¿Qué pasa?

Es un grupo de factores de riesgo que, en conjunto, aumentan el peligro de enfermedades del corazón. Es un diagnóstico relativamente nuevo para una afección que padece casi 25% de los adultos (47 millones de personas) en Estados Unidos. Aunque se encuentra en las mismas proporciones entre hombres y mujeres blancos no hispanos, es más común entre mujeres afroamericanas y méxico-estadounidenses, y hombres y mujeres del sur de Asia. También tienen un mayor riesgo del síndrome metabólico las personas con diabetes o con un hermano o padre con diabetes, o las mujeres con el síndrome de ovario poliquístico.

CAUSAS Y PREVENCIÓN

No hay una sola causa para el síndrome metabólico. Existe una variedad de condiciones que, en conjunto, producen el síndrome. Algunos de los factores que producen el síndrome metabólico son tener la cintura ancha, llevar una vida sedentaria y tener resistencia a la insulina. Con la edad, el riesgo de síndrome metabólico aumenta.

 ¿Tengo un problema?
Responde con franqueza a las preguntas a continuación.

1. ¿Tienes cuerpo en forma de manzana? ☐ sí ☐ no
2. ¿Tienes un alto nivel de triglicéridos? ☐ sí ☐ no
3. ¿Tu nivel de colesterol HDL es menor de 40? ☐ sí ☐ no
4. ¿Tienes presión alta? ☐ sí ☐ no
5. ¿Tu nivel de glucosa en la sangre en ayunas
   es más alto de lo normal? ☐ sí ☐ no

Debes tener una conversación con tu proveedor de servicios de salud sobre tus respuestas. Es particularmente importante si has respondido "sí" a tres de estas preguntas. Mientras más respuestas afirmativas hayas dado, mayor tu riesgo de enfermedades del corazón, diabetes y apoplejía.

¿Qué puedo hacer?
Si tienes el síndrome metabólico, debes controlar y hacerte cargo de todas las condiciones subyacentes. Independientemente de si has recibido un diagnóstico de síndrome metabólico, es importante que tomes medidas para mejorar tu salud y tu vida. Si lo haces no sólo vivirás más años, sino que también mejorará tu calidad de vida. Debes plantearte nuevas metas de salud y hacer lo necesario para alcanzarlas.

Soplo cardíaco

¿Qué pasa?
Tu corazón hace un sonido inusual como un susurro o un raspado. La mayor parte del tiempo, los sonidos diferentes son inocuos e inofensivos. Se les denomina soplos de Still o de flujo, normales, benignos, funcionales o fisiológicos. No son motivo de preocupación. Un soplo cardíaco se convierte en un problema si es un soplo cardíaco anormal o patológico.

El sonido de un latido típico es "lab-dáp" o "lap-dáb". Así suenan las válvulas cardíacas que se abren y cierran a medida que el flujo sanguíneo pasa por ellas. Este sonido lo escucha tu proveedor de servicios de salud cuando te ausculta con un estetoscopio. El sonido "lab" se produce cuando la parte inferior del corazón bombea la sangre para que salga del corazón, y el sonido "dáp" o "dáb" es cuando el corazón se llena de sangre.

Causas y prevención
Los adultos que tienen soplos cardíacos corren el peligro de que sus válvulas se dañen debido a infecciones o enfermedades (como fiebre reumática, endocarditis, calcificación o prolapso de la válvula mitral).

A veces, con la edad, las válvulas cardíacas se endurecen y ya no funcionan bien. Los problemas ocurren cuando la válvula no cierra bien (regurgitación mitral) o no hay sincronización en el cierre de las válvulas (sonido S2).

¿Tengo un problema?

Como la mayoría de los soplos son inofensivos, la mayoría de las personas no presenta ningún síntoma. Algunos soplos inofensivos se deben a enfermedades que deben recibir tratamiento como anemia, fiebre o hipertiroidismo. Si el soplo es anormal, algunos síntomas posibles incluyen los siguientes:

1. Coloración azulada de la piel, especialmente en la punta de los dedos o en el interior de la boca
2. Dificultad para respirar
3. Excesiva sudoración
4. Dolor en el pecho
5. Mareos o desvanecimiento
6. Cansancio excesivo

Tu proveedor de servicios de salud escuchará los sonidos que hace tu corazón, y según lo que escuche, clasificará el soplo como sistólico (cuando la sangre sale), diastólico (cuando la sangre ingresa) o continuo (durante todo el latido). También determinará la fuerza del sonido. Esto usualmente se hace en una escala de 6 puntos, en la que 1 significa que es casi inaudible. El grado que recibe entonces es de un soplo 1/VI.

¿Qué puedo hacer?

En la mayoría de los casos, no se requiere tratamiento, porque el soplo es inofensivo. En casos que motivan preocupación, debes seguir el tratamiento que te recete tu proveedor de servicios de salud, que puede consistir en medicamentos o una intervención quirúrgica.

Várices

TAMBIÉN CONOCIDO COMO:
venas varicosas

 ### ¿Qué pasa?
Las várices aparecen cuando las válvulas de las venas se debilitan y la sangre fluye en el sentido contrario, acumulándose de manera que hace que la zona se hinche. Estas venas están inmediatamente debajo de la superficie de la piel y pueden formarse en cualquier parte del cuerpo. Generalmente se encuentran en las piernas, pero también se pueden encontrar en el rostro y cuello (llamada cuperosis), el escroto (llamadas varicoceles) y detrás de las rodillas (venas azules planas llamadas venas reticulares). Esta aflicción común por lo general no causa problemas de salud. Cuando lo hace, las várices causan dolor, forman coágulos de sangre o producen úlceras en la piel.

CAUSAS Y PREVENCIÓN
Una historia familiar de várices, sobrepeso, embarazo, edad avanzada, ser mujer y permanecer en una sola posición todo el tiempo son todos factores que aumentan el riesgo de tener varices. No hay forma de evitar que se formen las várices.

 ### ¿Tengo un problema?
Por lo general, tu proveedor de servicios de salud simplemente tendrá que hacerte un examen físico para determinar si tienes várices. Si es el caso y son severas, es posible que te mande donde un especialista en medicina vascular o cirujano vascular para atención adicional.

¿Qué puedo hacer?

Para reducir el dolor y malestar de las várices, puedes hacer lo siguiente:

1. Mantenerte activo. Si debes permanecer parado o sentado por períodos prolongados, asegúrate de tener períodos de descanso y muévete con frecuencia. Eleva las piernas cuando te sientes, descanses o duermas. Siempre que puedas, ten las piernas en alto, más elevadas que el corazón.
2. Mantén las piernas en movimiento lo más posible. Esto ayuda a desarrollar y fortalecer los músculos de las piernas. Evita cruzar las piernas.
3. Mantén un peso saludable para reducir la presión en las venas.
4. Ponte ropa suelta. La ropa apretada, especialmente alrededor de la cintura, ingle (muslos superiores) y piernas, puede hacer que las várices empeoren.
5. Ponte zapatos de taco bajo. Tonifican los músculos de las pantorrillas y ayudan a que la sangre circule por las venas. Los zapatos de taco alto son malos para las venas y los pies.

Vasculitis

TAMBIÉN CONOCIDA COMO:
angitis o arteritis

¿Qué pasa?

Es cuando se angostan las arterias, venas o venas capilares debido a una inflamación. En los casos serios, el angostamiento del vaso sanguíneo puede ser tan severo que lo cierra del todo. La vasculitis puede afectar vasos sanguíneos específicos, sean grandes, medianos o pequeños; el cuerpo en general (conocida como vasculitis sistémica); el cerebro y la médula espinal; u órganos específicos.

Causas y prevención

Se desconoce qué causa que los vasos sanguíneos se inflamen. Por alguna razón desconocida, el sistema inmunitario del cuerpo se dedica a atacar los vasos sanguíneos porque los confunde con una sustancia invasora. Pueden activar el sistema inmunitario una infección continua; una enfermedad autoinmune, como el lupus o artritis reumatoide; o una reacción a algún medicamento.

Las personas que fuman o tienen hepatitis crónica de tipo B o C, lupus u otra enfermedad autoinmune tienen un riesgo más alto de vasculitis. Se desconoce la manera de prevenir la vasculitis.

¿Tengo un problema?

Si tienes vasculitis, tendrás los síntomas comunes de una inflamación, como fiebre, dolor y malestar en general. Algunas personas tienen muy pocos síntomas y otras presentan síntomas severos. Lo que determina tus síntomas y qué tan bien te va con el tratamiento es si la vasculitis afecta la piel, articulaciones, pulmones, sistema gastrointestinal, senos nasales, nariz, oídos, garganta, ojos, cerebro o nervios. En la mayoría de los casos, el tratamiento surte efecto.

¿Qué puedo hacer?

El tipo de vasculitis que tengas determina los cambios que debes hacer en tu vida. A veces, con medicamentos, la vasculitis desaparece y nunca regresa. Al comienzo necesitarás que tu proveedor de servicios de salud la vigile de muy cerca, porque los medicamentos son muy fuertes. Como con cualquier enfermedad crónica, el apoyo de familiares y amigos facilita lidiar con lo que puede ser una enfermedad de toda la vida.

Pruebas de diagnóstico y procedimientos

Aunque tu proveedor de servicios de salud te dará instrucciones escritas y orales sobre cómo prepararte para tu prueba o procedimiento, a continuación se encuentran datos para ayudarte a comprender mejor lo que sucederá. Recuerda que tienes la responsabilidad de pedirle a tu proveedor una explicación adicional si no entiendes lo que te está diciendo.

Angiografía coronaria

¿De qué se trata?

Este procedimiento usa cateterismo cardíaco, rayos X y a veces contrastes especiales para producir imágenes de la parte interior de las arterias, lo que incluye la cantidad de daño y obstrucción a los vasos sanguíneos. Estas imágenes se toman durante un cateterismo cardíaco, que es un procedimiento invasivo que conlleva ciertos riesgos. A veces se realiza la angiografía y la angioplastia coronaria al mismo tiempo.

¿Qué debo esperar?

Con las imágenes que se desarrollan, el cardiólogo tiene más información para compartir contigo sobre el tipo de problema cardíaco que tienes. Hay mayores probabilidades de complicaciones en este procedimiento en mujeres, personas mayores de setenta y cinco años, personas con diabetes o enfermedades del riñón y personas a las que se les hace el procedimiento de emergencia. Las complicaciones mortales son poco comunes.

Angioplastia coronaria

TAMBIÉN CONOCIDA COMO:
angioplastia por balón y angioplastia coronaria
percutánea

¿De qué se trata?

Es un procedimiento que ensancha las arterias obstruidas. La realiza un cardiólogo en un laboratorio de cateterismo en un hospital. La angioplastia coronaria es uno de los procedimientos que se puede realizar por medio del cateterismo cardíaco. Se envuelve un tubito de malla, llamado *stent*, en un catéter con un balón desinflado antes de insertar el catéter en la arteria. El *stent* se guía a la zona del bloqueo. Una vez allí, se infla el balón para comprimir la placa. El *stent* luego se expande y se adhiere a las paredes de la arteria. De esta manera, el *stent* da soporte a las paredes interiores de la arteria y reduce las probabilidades de que la arteria se vuelva a obstruir o bloquear. Algunos *stents* se cubren con medicamentos que se liberan lenta y continuamente a la arteria. La angioplastia carotídea se refiere a un procedimiento similar que se usa para eliminar obstrucciones en las arterias carótidas.

¿Qué debo esperar?

Estarás en ayunas antes del procedimiento y tu cardiólogo te dará instrucciones. El procedimiento durará de una a dos horas. Durante el procedimiento, estarás despierto y muy calmado debido a los medicamentos que te darán por vía intravenosa para relajarte. La mayoría de las personas se queda en el hospital por lo menos una noche.

¿Cuáles son los riesgos?

Todos los años un millón de personas en Estados Unidos se someten a una angioplastia. Menos de 2% de las personas mueren a causa de una angioplastia. Las complicaciones son más probables entre personas mayores de setenta y cinco años, las personas con enfermedades del riñón o diabetes, las mujeres, las personas con problemas de bombeo cardíaco y las personas que tienen enfermedades o bloqueos generalizados del corazón.

Cateterismo cardíaco

¿De qué se trata?

Este procedimiento se usa para diagnosticar y tratar el corazón. En la mayoría de los casos, el procedimiento se hace en el hospital, en el laboratorio de cateterismo cardíaco.

Durante el cateterismo cardíaco, estás despierto pero adormecido, y sientes muy poco o ningún dolor. La persona que realiza el procedimiento rasura y adormece la zona donde se insertará el catéter, un tubo largo y muy delgado (generalmente en el brazo, parte superior del muslo o cuello). El catéter luego se inserta en la arteria coronaria y se dirige hacia el corazón con cuidado. Usando imágenes de rayos X, tu proveedor de servicios de salud puede examinar las arterias del corazón, verificar la presión y flujo sanguíneo en las cavidades del corazón y sacar muestras de sangre. A veces se inyecta un medio de contraste en la arteria coronaria o en las cavidades del corazón para

poder ver mejor el flujo de la sangre. El catéter permite que tu cardiólogo use instrumentos pequeños para tomar muestras del músculo
del corazón e incluso hacer procedimientos menores.

 ### ¿Qué debo esperar?

Debes descansar después del procedimiento. Probablemente tengas un pequeño moretón (hematoma) en el punto donde se inser-
tó el catéter. Sentirás un leve dolor en ese punto durante una semana.
Habla con tu cardiólogo y pregúntale si hay actividades que debes evitar.

 ### ¿Conlleva riesgos?

La muerte es poco común con el cateterismo cardíaco. Existe un
mayor riesgo de complicaciones con las mujeres, las personas
con diabetes o enfermedades del riñón, las personas mayores de setenta
y cinco años y cuando el procedimiento se realiza de emergencia.

Cirugía cardíaca

 ### ¿De qué se trata?

Esto abarca todos los procedimientos para mejorar el funcionamiento del corazón, desde los más comunes (puente aortocoronario o CABG, por sus siglas en inglés) hasta cirugía reparadora o de
reemplazo de válvulas o trasplante del corazón. La cirugía a corazón
abierto es cuando el cirujano abre el pecho para realizar el procedimiento. Cada vez es más común realizar operaciones a corazón abierto sin
circulación extracorporal, esto es, sin usar la maquina corazón-pulmón.

 ### ¿Qué debo esperar?

En la mayoría de los casos, el riesgo de complicaciones en

cirugías del corazón son mayores entre las mujeres y personas mayores de setenta años o con hipertensión, diabetes, enfermedades del riñón o de los pulmones, o enfermedad arterial periférica. Con cada cirugía del corazón, el riesgo de complicaciones también aumenta.

Desfibrilador cardioversor implantable

TAMBIÉN CONOCIDO COMO:
DCI o ICD, por sus siglas en inglés

 ¿De qué se trata?
Este dispositivo se implanta en el pecho para ayudar a que el corazón te lata regularmente y evitar un paro cardíaco repentino. El DCI es una pequeña caja de metal que tiene una batería, un generador de pulso y una computadora. También tiene un alambre (unicameral) o más alambres (bicameral) que conectan la computadora a la cavidad o cavidades del corazón. Las señales eléctricas en el corazón son registradas por el DCI de manera que, cuando es necesario, este puede enviarle impulsos de baja energía para corregir el ritmo. En casos más urgentes, el desfibrilador se activa y envía una descarga eléctrica de alta energía.

¿Qué debo esperar?
La implantación del DCI toma sólo unas horas. Debes tener cuidado para minimizar el tiempo de contacto con dispositivos eléctricos o cerca de campos magnéticos fuertes, lo que significa es que no puedes someterte a tomar imágenes por resonancia magnética o MRI. Hay muchos dispositivos que pueden alterar el funcionamiento del DCI, como por ejemplo los teléfonos celulares, iPods,

enseres electrodomésticos, hornos de microondas, cables de alta tensión, detectores de metal, soldadores industriales y generadores eléctricos. La comunicación frecuente con tu proveedor de servicios de salud es particularmente importante.

Ecocardiograma

TAMBIÉN CONOCIDO COMO:
ecografía del corazón o ultrasonido cardíaco

¿De qué se trata?

Este procedimiento crea imágenes del corazón usando ondas sonoras. No requiere procedimientos invasivos ni exposición a rayos X. Las imágenes que se generan muestran la forma y el tamaño del corazón. También puede mostrar si hay problemas en el funcionamiento de las cavidades y válvulas del corazón, si hay coágulos o tumores, acumulación de fluido y problemas con la aorta. Un ultrasonido doppler también proporciona información sobre el flujo de la sangre por las cavidades y válvulas del corazón.

Hay diferentes tipos de ecocardiogramas. En algunos, se implanta un dispositivo en el pecho (ecocardiograma transtorácico), se toman imágenes mientras haces ejercicio y descansas (ecocardiograma de estrés) o se toman imágenes con un tubo delgado que se guía por la garganta y el esófago (ecocardiograma transesofágico). Es posible combinar las imágenes del ecocardiograma transtorácico o transesofágico para crear una imagen tridimensional del corazón (ecocardiograma tridimensional).

¿Qué debo esperar?

Se trata de una prueba que no implica riesgos ni dolor, y que generalmente se realiza en el consultorio del cardiólogo o el hospital. Según el tipo de ecocardiograma que te vayan a hacer, es posible que tengas que hacer preparativos especiales. Por ejemplo, si vas a tener una ecocardiograma transesofágico, te pedirán que no bebas ni comas nada durante las ocho horas previas a la prueba. La prueba toma aproximadamente treinta minutos.

Ecografía carotídea

TAMBIÉN CONOCIDA COMO:
ultraecografía y ultrasonido doppler carotídeo

¿De qué se trata?

En esta prueba, se utilizan ondas sonoras (ultrasonido) de alta frecuencia para crear una imagen de las grandes arterias a ambos lados del cuello (las arterias carótidas), que suministran sangre al cerebro. Las imágenes muestran si las arterias se han estrechado. Generalmente se recomienda si has tenido un pequeño derrame cerebral, o si tu proveedor de servicios de salud oye un sonido anormal en la arteria carótida.

¿Qué debo esperar?

Esta prueba no conlleva riesgo para el paciente y es indolora. Generalmente se realiza en el consultorio de tu proveedor de servicios de salud o el hospital. Toma aproximadamente treinta minutos.

Electrocardiograma

TAMBIÉN CONOCIDO COMO:
electrocardiograma de 12 derivaciones o por sus siglas en
inglés EKG o ECG

¿De qué se trata?

Esta prueba registra la actividad eléctrica del corazón; esto es, la velocidad con la que late y si el ritmo es uniforme o irregular. También registra la fuerza y frecuencia de las señales eléctricas. Tu proveedor de servicios de salud puede usar los resultados como indicio de si has tenido o estás teniendo un ataque cardíaco y el grado de daño al corazón. También es una manera de detectar las enfermedades coronarias antes de los síntomas. El electrocardiograma también proporciona información valiosa sobre el flujo sanguíneo al músculo del corazón, si el corazón bombea con fuerza, si el músculo del corazón es demasiado grueso o ha aumentado de tamaño, si hay problemas con las válvulas del corazón y otros trastornos.

¿Qué debo esperar?

Según tu edad e historia clínica, un electrocardiograma puede ser parte de tu examen físico de rutina. Para esta prueba de diez minutos te debes sacar la camisa y pantalones, ya que te colocan parches suaves y pegajosos con alambres, llamados electrodos, en el pecho, brazos y piernas para detectar las señales eléctricas que emite el corazón.

Endarterectomía carotídea

Me daban dolores de cabeza frecuentes que no se me iban, pero tenía que ir a trabajar o sea que trataba de no prestarles atención. ¿Qué alternativa tenía? No tenía sentido tratar de obtener ayuda, ya que todos los proveedores de servicios de salud a los que consulté me dijeron que no tenía nada, que probablemente era la menopausia o un malestar. Finalmente encontré un proveedor de servicios de salud que me escuchó. De la noche a la mañana, me estaban sometiendo a un procedimiento para despejar una obstrucción. —Rebeca

¿De qué se trata?

Este procedimiento quirúrgico saca la placa de las dos grandes arterias a los lados del cuello. Se cree que reduce el riesgo de derrames cerebrales entre las personas que tienen enfermedad arterial carotídea (ver aterosclerosis, pag. 55). También hay medicamentos para tratar la enfermedad arterial carotídea.

¿Qué debo esperar?

Debes tener una conversación seria con tu proveedor de servicios de salud sobre si este procedimiento es necesario en tu caso. Las complicaciones del procedimiento son más probables entre las mujeres y las personas mayores de setenta y cinco años que tienen otros factores de riesgo. Ten en cuenta que, a pesar de ser poco probable, existe un pequeño riesgo de que tengas un derrame cerebral durante o después de este procedimiento. El procedimiento generalmente se realiza en el hospital y toma aproximadamente dos horas. La mayoría de las personas permanecen en el hospital uno o dos días y retoman su rutina en tres semanas.

Gammagrafía cardíaca nuclear

TAMBIÉN CONOCIDA COMO:
prueba nuclear de esfuerzo; tomografía computarizada por emisión de fotón único o SPECT, por sus siglas en inglés; o tomografía computarizada por emisión de positrones o PET, por sus siglas en inglés

---

¿De qué se trata?

Estas pruebas crean una imagen de la eficacia con la que fluye la sangre por el músculo del corazón y la cantidad de sangre que está llegando al corazón. En estas pruebas, se te inyecta una sustancia radiactiva llamada trazador. Las sustancias que se usan se consideran seguras, y no hay informes de efectos negativos a largo plazo. Una vez que se inyecta el trazador en la vena, se le da tiempo para llegar al corazón, donde libera energía. La liberación de energía por el trazador es registrada por cámaras especiales fuera del cuerpo. Esto se usa para crear imágenes del corazón. La gammagrafía cardiaca nuclear puede mostrar la ubicación y magnitud del daño en el corazón.

Las pruebas SPECT y PET usan diferentes trazadores. Los trazadores SPECT se han utilizado por un tiempo y detectan problemas con el flujo sanguíneo, tejidos del corazón dañados o muertos y cómo se realiza el bombeo de sangre de la cavidad inferior izquierda al cuerpo. El PET es un tipo nuevo de tomografía que proporciona una imagen más clara y detallada. Actualmente no existe una ventaja clara con ninguno.

¿Qué debo esperar?

Esto probablemente se haga en el hospital. La tomografía toma de dos a cinco horas. Los resultados ayudan a tu proveedor de servicios de salud y cardiólogo a diagnosticar y controlar tu enfermedad del corazón, tener una mejor idea de tu riesgo de ataque cardíaco y decidir las mejores opciones de tratamiento para ti.

Marcapasos

¿De qué se trata?

Este pequeño dispositivo se implanta en el pecho para registrar y ayudar a controlar los latidos del corazón. El marcapaso es una caja delgada de metal que tiene una batería, un generador con una computadora y alambres múltiples con sensores. Los sensores detectan el ritmo del corazón. Los modelos más recientes tienen sensores que también detectan la temperatura del cuerpo, respiración y otros factores relacionados con tu actividad. Los marcapasos pueden ser unicamerales, bicamerales o biventriculares. Hay dos tipos de marcapasos: de demanda y frecuencia adaptiva. Los marcapasos de demanda sólo envían una señal si hay una irregularidad en el latido del corazón. Los marcapasos de frecuencia adaptiva vigilan varios factores para determinar tu actividad y luego asegurar que el corazón esté latiendo con la frecuencia deseada.

¿Qué debo esperar?

Te someterás a una operación para implantarte el marcapaso y permanecerás hospitalizado por lo menos una noche. El riesgo de problemas es mínimo. Lo mejor es tomar las cosas con calma por unos días y luego podrás retomar tus actividades cotidianas. El principal cambio es que tendrás que evitar acercarte a aparatos electrónicos durante periodos prolongados y además que debes evitar campos magnéticos fuertes, lo que significa es que no puedes someterte a tomar imágenes por resonancia magnética o MRI. Debes tomar precauciones especiales cuando uses o estés cerca de teléfonos celulares, iPods, enseres electrodomésticos, hornos de microondas, cables de alta tensión, detectores de metal, soldadores industriales y generadores eléctricos.

Monitores de eventos cardíacos y monitores Holter

TAMBIÉN CONOCIDOS COMO:
electrocardiogramas ambulatorios, continuos, transtelefónicos, sistema telemétrico de monitoreo cardíaco, sistema de autodetección y de treinta días

¿De qué se trata?

Estos monitores son dispositivos que graban la actividad eléctrica del corazón. Se usan para vigilar el funcionamiento del corazón cuando la persona no tiene síntomas, pero hay otros factores que indican que hay problemas con la actividad eléctrica del corazón, como desmayos, mareos o palpitaciones en el pecho, garganta o cuello.

Hay diferentes tipos de monitores. Un monitor Holter registra la actividad eléctrica del corazón de manera continua, durante el transcurso del día. Es del tamaño aproximado de una baraja de cartas. Durante las veinticuatro a cuarenta y ocho horas que lo usas, sólo puedes darte baños de esponja. Los monitores Holter inalámbricos se pueden usar durante períodos más prolongados, y es posible despegar los sensores para ducharse. Envían información continuamente a tu proveedor de servicios de salud o la compañía al tanto de los datos que trasmiten. Los monitores de sucesos son dispositivos ligeramente más pequeños que no registran actividad continuamente; sólo registran la actividad eléctrica cuando empujas un botón para indicar que estás teniendo síntomas. Los sistemas de autodetección están diseñados para registrar automáticamente cuándo se detecta ritmo cardíaco inusual. Con todos los monitores, se pegan parches pequeños con electrodos en el pecho con una pasta. Esos electrodos se conectan a una pequeña grabadora portátil. En todo caso, puedes enganchar el monitor a un cinturón, metértelo en el bolsillo o colgártelo alrededor del cuello mientras realizas tus actividades regulares. El monitor post evento no tiene alambres ni sensores. Puedes ponértelo en la muñeca como un reloj o puedes usar otra versión que es del tamaño de una tarjeta de crédito. Cuando sientes que estás teniendo síntomas, prendes el dispositivo y te lo pones en el pecho para registrar datos. Estos se graban y los puedes enviar a tu proveedor de servicios de salud por teléfono o Internet. Los monitores que se implantan de manera subcutánea son más invasivos porque el monitor se inserta debajo de la piel, en el pecho.

¿Qué debo esperar?

Además de llevar el monitor, se te pedirá que anotes tus actividades y cualquier síntoma que tengas. Los resultados pueden ayudar a tu proveedor de servicios de salud a determinar si tienes un problema.

Prueba de esfuerzo

TAMBIÉN CONOCIDA COMO:
prueba de tolerancia al ejercicio, ergometría, electrocardiograma de esfuerzo o ECG de esfuerzo, imagen de perfusión miocárdica, prueba nuclear de esfuerzo, prueba de esfuerzo PET, prueba de esfuerzo farmacológica, prueba de esfuerzo con sestamibi y prueba de esfuerzo con talio

---

¿De qué se trata?

El propósito de esta prueba es ver cómo funciona el corazón cuando realiza un esfuerzo. Como parte de esta prueba, debes hacer esfuerzo físico, ya sea con los ejercicios que te den (caminar o correr en caminadora estacionaria o pedalear en bicicleta estacionaria) o medicamentos que hacen que el corazón haga más esfuerzo mientras se realizan las pruebas. El objetivo es observar el funcionamiento del corazón cuando necesita más oxígeno y sangre. Se toman imágenes del corazón cuando estás en reposo y haciendo esfuerzo máximo. La prueba de esfuerzo se usa en combinación con uno de muchos procedimientos de diagnóstico o formación de imágenes.

¿Qué debo esperar?

Ésta no es una prueba rutinaria de despistaje de problemas de corazón. Los resultados de esta prueba son más significativos en hombres que en mujeres. Las investigaciones han demostrado que en un tercio de las mujeres, los resultados de la prueba de esfuerzo no son tan exactos como con los hombres. Las imágenes que se toman durante la prueba ayudan a identificar si hay problemas con el flujo de sangre al corazón y del corazón. En una de cada cinco mil personas, la prueba de esfuerzo en sí puede causar un ataque cardíaco o la muerte.

Puente aortocoronario

TAMBIÉN CONOCIDO COMO:
derivación aortocoronaria con injerto, puente con injerto, bypass del corazón o CABG, por sus siglas en inglés

¿De qué se trata?

En este tipo de procedimiento, un cirujano extrae una arteria o vena sana de una parte del cuerpo y la conecta para hacer un puente a una arteria bloqueada. Hay varios tipos de injerto de derivación aortocoronaria: tradicional, sin circulación extracorporal, port-access o con cánula arterial, injerto de revascularización coronaria directa mínimamente invasivo (MIDCAB, por sus siglas en inglés) y robótico. En el puente aortocoronario tradicional, se detiene el corazón y se usa una maquina corazón-pulmón para bombear sangre y oxígeno al cuerpo. En el CABG sin circulación extracorporal, ya que no se detiene el corazón, no hay necesidad de usar la maquina corazón-pulmón. Con el injerto port-access, se realizan pequeñas incisiones en el pecho y se utiliza una maquina corazón-pulmón artificial. En el injerto MIDCAB, el cirujano realiza pequeñas incisiones en el lado izquierdo del pecho, entre las costillas. Este procedimiento relativamente nuevo se usa para derivar vasos sanguíneos en la parte anterior del corazón. Las técnicas robóticas usan incisiones pequeñas que son controladas remotamente por el cirujano. A veces, se usa una maquina corazón-pulmón.

El cardiólogo decidirá si eres candidato para este procedimiento. Al recomendar si debes someterte a este procedimiento, tomará en cuenta la severidad y ubicación de los bloqueos, tu edad, tu reacción a otros tratamientos y cambios de estilo de vida, y las consecuencias de otros problemas de salud que tengas.

¿Qué debo esperar?

Este procedimiento se realiza en el hospital bajo anestesia general y toma de tres a cinco horas. Cuando sales de la sala de recuperación, pasas de uno a dos días en la sala de cuidados intensivos, seguidos por tres a cinco días en el hospital antes de irte a casa. Cuando te dejan regresar a tu casa, te darán extensas instrucciones escritas y verbales sobre tu cuidado. El periodo de recuperación más prolongado se requiere después de someterse a un CABG tradicional; después de ese procedimiento, la recuperación total toma de seis a doce semanas. Habla con tu proveedor de servicios de salud sobre cuándo puedes reanudar la actividad sexual (generalmente en cuatro semanas), volver a conducir (después de tres a ocho semanas) y hacer otras actividades cotidianas.

El riesgo de complicaciones con cualquiera de los procedimientos de CABG es mayor entre las mujeres, si el procedimiento se realiza en una situación de emergencia, entre las personas mayores de setenta años, los fumadores y las personas con diabetes, enfermedades de los riñones, de los pulmones o enfermedad arterial periférica.

Resonancia magnética cardíaca

TAMBIÉN CONOCIDA COMO:
imagen por resonancia magnética del corazón, tomografía cardiovascular, imagen por resonancia magnética nuclear y MRI, por sus siglas en inglés

 ¿De qué se trata?
En un MRI se utilizan imanes y ondas radiales para crear imágenes que brindan información precisa sobre la ubicación y el tamaño de lo que se esté observando. Las imágenes que se producen en una resonancia magnética incluyen fotos del corazón inmóvil y en movimiento. Las imágenes en movimiento ayudan a tu proveedor de servicios de salud a examinar el funcionamiento del corazón. La resonancia magnética cardiaca también ayuda explicar los resultados de pruebas que usan rayos X, como las tomografías computarizadas del corazón.

 ¿Qué debo esperar?
La prueba se realizará en un hospital o en un centro para estudios de imágenes. Este procedimiento toma de cuarenta y cinco a noventa minutos.

¿Conlleva riesgos?

Este procedimiento es muy usado e indoloro y es una manera de obtener información sobre el funcionamiento del corazón sin riesgo para el paciente. Si el MRI incluye una prueba de esfuerzo, es posible que haya efectos secundarios de cualquier medicamento adicional que te den como parte de la prueba de esfuerzo. Si tienes implantado un marcapaso o desfibrilador, no puedes hacerte una resonancia porque puede hacer que tu dispositivo implantado no funcione debidamente. Todas las pruebas existentes indican que ni los imanes ni las ondas radiales producen efectos secundarios.

Tomografía computarizada cardíaca

TAMBIÉN CONOCIDA COMO:
angiografía coronaria o *CT scan* en inglés

¿De qué se trata?

En la tomografía computarizada, se toman muchos rayos X y luego una computadora los combina para generar una detallada imagen tridimensional de los órganos internos. La angiografía coronaria muestra el tamaño y la forma del corazón, y es mucho más detallada que una ecografía. Es posible que en algunos casos se te inyecte un medio de contraste en las venas para hacer resaltar los vasos sanguíneos y producir una imagen más clara.

¿Qué debo esperar?

El procedimiento se realizará en un hospital o en el consultorio de tu proveedor de servicios de salud. Es posible que se te inyecte un contraste de yodo en las venas durante la tomografía o antes de que se realice la prueba. Asegúrate de decirle a tu proveedor si eres alérgico a algún medicamento, el yodo o los mariscos. Probablemente te darán medicamentos para hacer que el corazón te lata más lentamente (betabloqueadores) de manera que se pueda tomar mejores imágenes. Aunque el procedimiento en sí sólo toma quince minutos, puede tomar una hora hacer todos los preparativos.

¿Conlleva riesgos?

Durante el procedimiento se te expondrá a una cantidad de radiación equivalente a la cantidad total a la que normalmente estarías expuesto en un periodo de tres años. La cantidad de radiación utilizada representa más riesgo de cáncer para las personas menores de cuarenta años.

Trasplante del corazón

¿De qué se trata?

Con esta cirugía se reemplaza un corazón que no va a funcionar por mucho tiempo con uno sano de una persona fallecida. La necesidad de esta operación es menor de lo que se proyectaba, ya que es posible tratar muchos problemas del corazón debido a los avances científicos con respecto a diagnóstico e intervención temprana, medicamentos, angioplastia y otros procedimientos.

¿Qué debo esperar?

La mayoría de los pacientes (72%) sobrevive cinco años, y un 50% sobrevive diez años. Aunque gran parte de ellos (60%) no vuelven a trabajar, la mayoría (90%) informa que se acercan mucho a reanudar su rutina de vida regular.

Tercera parte

RECURSOS Y HERRAMIENTAS PARA AYUDARTE A TOMAR EL CONTROL DE TU SALUD

Si tienes cualquier pregunta sobre el corazón, llama a la Línea nacional para la salud de la familia hispana (National Hispanic Family Health Help Line) al 866-783-2645 ó 866-Su-Familia. Asesores de promoción de la salud están a tu disposición para responder a tus preguntas en inglés y español, y para ayudarte a encontrar servicios locales. Puedes llamar de lunes a viernes de 9 a.m. a 6 p.m. EST.

LOS MEJORES SITIOS DE INTERNET SIN FINES COMERCIALES

AMERICAN COLLEGE OF CARDIOLOGY
www.cardiosmart.org

AMERICAN HEART ASSOCIATION
www.americanheart.org

NATIONAL ALLIANCE FOR HISPANIC HEALTH
www.hispanichealth.org

NATIONAL HEART, LUNG, AND BLOOD INSTITUTE (NHLBI)
www.nhlbi.nih.gov

NATIONAL INSTITUTE OF NEUROLOGICAL DISORDERS AND STROKE
www.ninds.nih.gov

NATIONAL LIBRARY OF MEDICINE (NLM): MEDLINEPLUS
www.nlm.nih.gov

MIS DATOS DE SALUD: _____

TIPO DE SANGRE _____ **ALERGIAS** _____

FECHA	PRESIÓN ARTERIAL	PESO	HDL	LDL	COLESTEROL TOTAL	TRIGLICÉRIDOS	ORINA	PROCEDIMIENTOS
	/							
	/							
	/							
	/							
	/							
	/							
	/							
	/							
	/							
	/							
	/							
	/							
	/							
	/							
	/							
	/							

CITAS CON MI PROVEEDOR DE SERVICIOS DE SALUD

FECHA:_____ MOTIVO POR EL QUE FUI:_____

LA PERSONA QUE ME VIO:_____

¿PRUEBAS ESPECIALES?_____

¿DIAGNÓSTICO?_____

¿REMISIÓN?_____

MEDICAMENTOS RECETADOS:_____

¿QUÉ MÁS HIZO O DIJO EL PROVEEDOR?_____
_____
_____

FECHA:_____ MOTIVO POR EL QUE FUI:_____

LA PERSONA QUE ME VIO:_____

¿PRUEBAS ESPECIALES?_____

¿DIAGNÓSTICO?_____

¿REMISIÓN?_____

MEDICAMENTOS RECETADOS:_____

¿QUÉ MÁS HIZO O DIJO EL PROVEEDOR?_____
_____

MIS MEDICAMENTOS, VITAMINAS, SUPLEMENTOS, INFUSIONES Y OTRAS COSAS QUE TOMO

NOMBRE:_____ COSTO:_____

PROPÓSITO: _____

_____

TAMAÑO / CANTIDAD _____ COLOR: _____ FORMA:_____

FECHA DE LA RECETA: _____ POR:_____

CUÁNTO TOMO:_____ CUÁNDO:_____

_____

DEBO EVITAR:_____

_____

EFECTOS SECUNDARIOS / OTROS COMENTARIOS:_____

_____

_____

NOMBRE:_____ COSTO:_____

PROPÓSITO: _____

_____

TAMAÑO / CANTIDAD _____ COLOR: _____ FORMA: _____

FECHA DE LA RECETA:_____ POR:_____

CUÁNTO TOMO: _____ CUÁNDO_____

_____

DEBO EVITAR:_____

_____

EFECTOS SECUNDARIOS / OTROS COMENTARIOS: _____

_____

PREGUNTAS QUE DEBES HACERLE A TU PROVEEDOR DE SERVICIOS DE SALUD

PREGUNTAS QUE DEBES HACER SOBRE EL DIAGNÓSTICO

1. *¿Puede repetir eso, por favor?*
2. *¿Qué significa eso?*
3. *¿Me puede hacer un dibujo?*
4. *¿Debo cambiar mis actividades?*
5. *¿Qué más debo hacer?*

PREGUNTAS QUE DEBES HACER SOBRE LA PRUEBA DE DIAGNÓSTICO

1. *¿Puede repetir el nombre de la prueba, por favor?*
2. *¿Qué mostrará la prueba?*
3. *¿Dónde me hago la prueba?*
4. *¿Hay riesgos relacionados con ella?*
5. *¿Qué preparativos especiales son necesarios antes de hacerme la prueba?*
6. *¿Cuánto tiempo tomará?*
7. *¿Qué sucederá después de la prueba?*
8. *¿Hay cualquier otra cosa que deba saber?*
9. *¿Quién me dará los resultados?*
10. *¿Cuánto tiempo tardarán los resultados?*

PREGUNTAS QUE DEBES HACER SOBRE CIRUGÍAS

1. *¿Debo someterme a una operación o hay opciones que no requieren cirugía?*

2. *¿Qué resultados tendrá este procedimiento en mi salud?*

3. *¿Ha habido problemas con este tipo de cirugía?*

4. *¿Qué tan exitosa es esta cirugía?*

5. *¿Cual hospital es mejor para esta cirugía?*

6. *¿Dónde puedo recibir una segunda opinión sobre la cirugía a la que estoy considerando someterme?*

7. *Sí sigo su recomendación, ¿quién será la persona que realice la cirugía? Si no es usted, ¿cuándo conoceré a esa persona?*

8. *¿Cuántas veces ha hecho usted (o esa persona) esta cirugía?*

9. *Sé que hay diferentes tipos de anestesia. ¿Me puede explicar de qué manera son diferentes y cuál considera que es mejor para mí?*

10. *Sé que es importante conocer al anestesiólogo antes de la cirugía. ¿Cuándo lo conoceré?*

11. *¿Cuánto tiempo tardará la cirugía en sí?*

12. *A la persona que designe como mi representante para asuntos de salud, ¿se la mantendrá al tanto de cualquier detalle de la cirugía mientras se está llevando a cabo, después de ella y los resultados?*

13. *¿A quién le puedo preguntar si mi seguro médico paga todos los aspectos de la cirugía, las pruebas previas a la admisión al hospital, la hospitalización, los cirujanos, anestesiólogos, los servicios de rehabilitación y similares?*

Preguntas que debes hacer acerca de la cirugía

1. ¿Cuánto tiempo debo permanecer en el hospital después de la cirugía?

2. ¿Cuánto dolor tendré después de la cirugía?

3. ¿Me darán medicamentos para que tome en casa?

4. ¿Podré irme a casa después de la cirugía o es probable que necesite atención adicional después? Si no puedo irme directamente casa, ¿a dónde iré y cuándo podré irme a casa?

5. ¿Podré conducir a casa? Si no, ¿cuánto tiempo deberá transcurrir antes de que pueda conducir?

6. Cuando me vaya a casa, ¿necesitaré
   - alguien que me ayude con mis actividades cotidianas? sí no
   - comida especial? sí no
   - equipo especial? sí no

7. Cuando me vaya casa, ¿podré
   - ir al baño solo? sí no (si no, ¿cuándo?)
   - ducharme solo? sí no (si no, ¿cuándo?)
   - subir y bajar escaleras? sí no (si no, ¿cuándo?)
   - cocinarme? sí no (si no, ¿cuándo?)

8. ¿Cuánto tiempo después del procedimiento podré reanudar mi rutina?

9. ¿Cuándo debo tener citas de seguimiento? ¿Serán con usted o con otra persona?

～ Agradecimientos

Muchas personas hacen posible la serie *Buena Salud*™. Todo el equipo en Newmarket Press, especialmente Esther Margolies, Heidi Sachner, Keith Hollaman y Harry Burton, me han alentado mucho. El directorio, personal y miembros de la Alianza Nacional para la Salud de los Hispanos (National Alliance for Hispanic Health) y la Fundación de Salud de las Américas (Health Foundation for the Americas) también le dieron alas a la creación de esta serie. Para la edición en inglés, John C. (Jack) Lewin, M.D., internista, ofreció su tiempo y experiencia para asegurarse de que la guía esté al día y sea exacta. Héctor O. Ventura, M.D., internista y cardiólogo, también examinó meticulosamente las ediciones en inglés y español. La traducción cobró vida gracias a los conocimientos, experiencia y dedicación de Susana Bellido Cummings y Rosamaría Graziani.

El apoyo personal que necesito para escribir proviene de mis hermanos del alma, como también amigos excepcionales, entre ellos Kevin Adams, Carolyn Curiel, el Monseñor Duffy, Adolph P. Falcón, Polly Gault, Paula Gómez, Ileana Herrell, Thomas Pheasant, Sheila Raviv, Carolina Reyes, Esther Sciammarella, Cynthia A. Telles y Elizabeth Valdez. Mis recuerdos y experiencias con mi extraordinaria madre Lucy Delgado, mi prima Deborah Helvarg y mi amiga Henrietta Villaescusa también son parte de este libro.

Pero sobre todo, quiero darles las gracias a mi esposo Mark y mi hija Elizabeth por la inspiración y afecto que me ofrecen diariamente. Su amor le da un marco a mi vida y es el sustento emocional de todo lo que hago.

ÍNDICE

ÍNDICE

ACERCA DE LA AUTORA

JANE L. DELGADO, Ph.D., M.S., autora de *La guía de salud: Consejos y respuestas para la mujer latina,* es presidenta y directora ejecutiva de la Alianza Nacional para la Salud de los Hispanos ("la Alianza" o National Alliance for Hispanic Health) la principal organización de proveedores de salud y servicios humanos a hispanos del país. *Ladies' Home Journal* le rindió homenaje como una de las "Damas que adoramos" ("Ladies We Love") en 2010, y WebMD la nombró entre sus cuatro héroes de salud de 2008 por su dedicación y tenacidad en la promoción de la salud. Entre muchos otros premios recibidos, en 2007 *People en Español* la seleccionó como una de las 100 personas de mayor influencia en el hemisferio.

La Dra. Delgado ejerce como psicóloga clínica y se incorporó a la Alianza en 1985 tras trabajar en la oficina directiva de la secretaria del Departamento de Salud y Servicios Humanos (U.S. Department of Health and Human Services o DHHS, por sus siglas en inglés), donde fue clave en el desarrollo de un histórico informe del grupo de trabajo de la secretaria sobre la salud de personas de raza negra y otros grupos minoritarios, titulado "Report of the Secretary's Task Force on Black and Minority Health".

En la Alianza, la Dra. Delgado supervisa el personal a nivel nacional como también las operaciones que abarcan todo el terreno de Estados Unidos, Puerto Rico y el Distrito de Columbia. También es miembro del directorio de la Fundación Kresge, el Instituto Lovelace de Investigación sobre la Respiración, la Fundación de Fútbol de Estados Unidos, la Fundación de Salud del Norte de Virginia y la Fundación de Salud de las Américas, y es parte de los consejos asesores nacionales de la Sociedad Paul G. Rogers para la Investigación Mundial sobre la Salud y de la Junta Nacional del Grupo de Trabajo sobre la Salud Mental de la Sra. Rosalyn Carter.

La Dra. Delgado recibió una maestría en psicología de la Universidad de Nueva York en 1975. En 1981 recibió un doctorado en psicología clínica de SUNY Stony Brook y una maestría en ciencias urbanas y políticas de la Facultad W. Averell Harriman de Ciencias Urbanas y Políticas. Vive en Washington, D.C., con su esposo Mark e hija Elizabeth.

La Alianza Nacional para la Salud de los Hispanos (National Alliance for Hispanic Health), fundada en 1973, es la principal fuente de información de salud basada en conocimientos científicos y defensora fidedigna del bienestar de los hispanos. La Alianza representa a agencias comunitarias locales que prestan servicios a más de 15 millones de personas al año y a organizaciones nacionales que atienden a más de 100 millones de personas, con lo que tiene un impacto diario en la vida de las comunidades y familias hispanas. **La Fundación de Salud de las Américas (The Health Foundation for the Americas o HFA, por sus siglas en inglés)** apoya la labor y misión de la Alianza Nacional para la Salud de los Hispanos, y procura el apoyo de personas, empresas, agencias, fundaciones y auspiciadores para sus programas dedicados a mejorar la calidad de la atención de salud de todos, lo cual incluye proporcionar información bilingüe, oportuna y fidedigna sobre la salud. Cada año, con el objetivo de mejorar la salud de todos, la HFA apoya programas que contribuyen a asegurar que respiren aire puro, tengan agua potable, coman alimentos sanos y jueguen en lugares seguros. La HFA y la Alianza ayudan a quienes carecen de atención de salud a obtener acceso a servicios gratuitos y de bajo costo en su localidad y mejorar la calidad de la atención médica. Los programas ponen la nueva tecnología médica al servicio de las comunidades, otorgan becas que ascienden a millones de dólares a estudiantes de carreras médicas y científicas, y realizan investigaciones y campañas que están transformando la salud.

El libro de la Dra. Delgado, *La guía de salud: Consejos y respuestas para la mujer latina,* ha sido publicado simultáneamente en inglés y español por Newmarket Press. La autora está donando los derechos de autor de la edición en español de sus libros a The Health Foundation for the Americas (HFA). Usted puede ser parte de esta extraordinaria misión de salud y bienestar. Para averiguar más sobre la Alianza o la HFA, visite www.hispanichealth.org o www.healthyamericas.org.